救急・集中治療における臨床倫理

編集 | 慶應義塾大学大学院教授 前田 正一 | 岡山大学名誉教授 氏家 良人

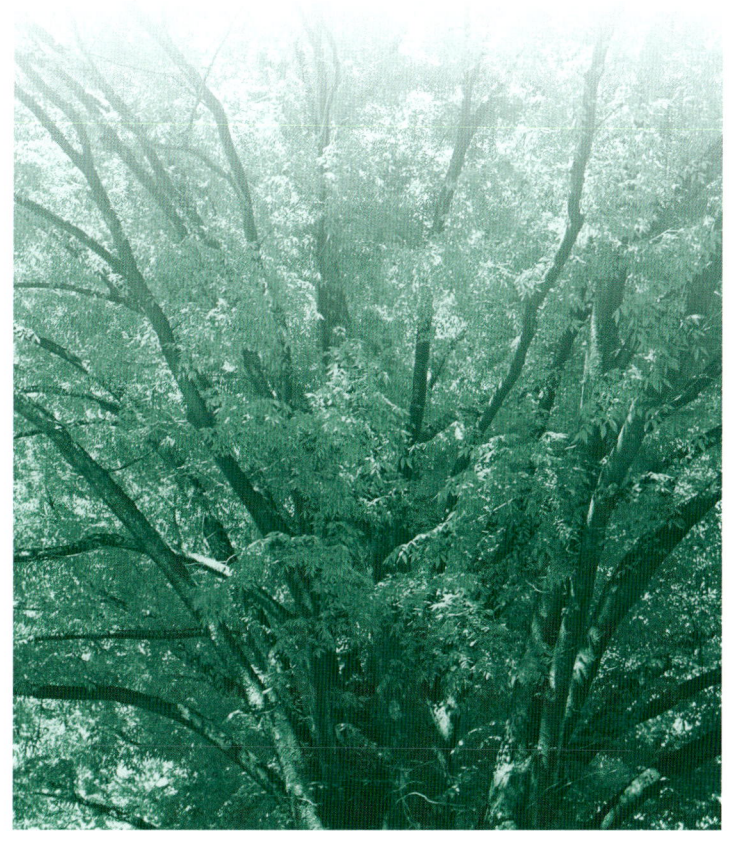

克誠堂出版

■■ 執筆者一覧 ■■

【編　集】

前田　正一　慶應義塾大学大学院健康マネジメント研究科教授
氏家　良人　岡山大学名誉教授
　　　　　　川崎医科大学救急総合診療医学特任教授

【執筆者】

児玉　聡　　京都大学大学院文学研究科准教授
旗手　俊彦　札幌医科大学医療人育成センター准教授
奈良　雅俊　慶應義塾大学大学院文学研究科教授
前田　正一　慶應義塾大学大学院健康マネジメント研究科教授
丸山　英二　神戸大学大学院法学研究科教授
井田　良　　慶應義塾大学大学院法務研究科教授
氏家　良人　岡山大学名誉教授
　　　　　　川崎医科大学救急総合診療医学特任教授
池田　典昭　九州大学大学院医学研究院法医学分野教授
甲斐　克則　早稲田大学大学院法務研究科教授

（執筆順）

■序　文■

　救急集中治療は可能な限りの治療手段を用いて重症患者を救命する場であると同時に、救命処置が無効であった患者においては命の灯が消え去る場でもある。救急集中治療医の第一の使命は、危機的状態にある患者を高度な診断能力、治療技術、全身管理により救命することである。しかし、一方で救命困難な場合には終末期医療に向かわざるをえないことがある。救急集中治療の場では臓器移植のレシピエントになる者もいれば、脳死に至り臓器移植のドナーとなる者もいる。また、救命が可能であるにも関わらず、種々の理由で治療を拒否する患者や家族もいる一方で、終末期であることを受け入れられずあらゆる治療を求める者もいる。

　私はおおよそ35年間を救急集中治療に従事してきた。この間、患者の治療や家族への対応は自分の良心に基づいて行ってきた。大きな間違いはなかったと思っているが、6年前まで私は法と倫理・道徳の違い、法律と法の違いなども知らず、臨床倫理に疎い人間だった。

　このような私が6年前、図らずも日本集中治療医学会倫理委員会委員長に任命され、2011年から臨床医のための臨床倫理講座を開催してきた。救急集中治療は生と死の境界を巡る医療である。このような人間の生命の極限の中で治療にあたる救急集中治療医は、人工呼吸や急性血液浄化、ECMOなどの診療技術を習得すると同時に臨床倫理に関して精通する必要がある。救急医療や集中治療においては個々の症例で異なる医療側の状況、患者側の状況があり、そのことも相まって多くの臨床倫理に関する問題が存在する。したがって、単にガイドラインに従えば良いというものではなく、問題に直面したときに医療者が自ら法的、倫理的に考え判断できることが重要である。

　このたび、前述の臨床倫理講座の企画をしていただいた前田正一先生にお願いして、臨床に携わる医療者のための臨床倫理の書籍を作成することとした。多くの著者は、この間、講座の講師を務めていただいた臨床倫理、法学などの専門家である。多くの医療者が臨床倫理を学ぶために、この書籍を利用していたくことを心より期待する。

平成28年1月吉日

　　　　　　　　　　　　　　　　　　　　　岡山大学名誉教授
　　　　　　　　　　　　　　　　　　　　　川崎医科大学救急総合診療医学特任教授
　　　　　　　　　　　　　　　　　　　　　　　氏家　良人

目 次

総 論

第1章 倫理学の基礎と医療倫理の四原則 ……………… 児玉 聡 1

第2章 法学の基礎 ……………………………………………… 旗手俊彦 13

各 論

第3章 守秘義務（個人情報保護）……………………… 奈良雅俊 27

第4章 インフォームド・コンセント ………………… 前田正一 41

第5章 宗教上の理由による輸血拒否 ………………… 丸山英二 55

第6章 安楽死と治療中止 ……………………………… 井田 良 71

第7章 終末期医療に関するガイドライン …………… 氏家良人 95

第8章 救急治療現場における死亡診断書・死体検案書 … 池田典昭 107

第9章 診療関連死の警察届出 ………………………… 甲斐克則 123

第10章 脳死臓器移植 …………………………………… 丸山英二 139

資料

1. 救急・集中治療における終末期医療に関するガイドライン〜3学会からの提言〜
   （一般社団法人 日本救急医学会・一般社団法人 日本集中治療医学会・一般社団法人 日本循環器学会）
   ……………………………………………………………………………… 155

2. 終末期医療の決定プロセスに関するガイドライン
   （厚生労働省）……………………………………………………………… 161

第 1 章 倫理学の基礎と医療倫理の四原則

はじめに

　本章では、救急・集中治療の臨床倫理において必要とされる倫理的知識について、その概要を述べる。本稿で述べる倫理的知識は、臨床倫理に関わる臨床医や看護師などが身に付けることが望ましいものである。本稿では、倫理学の基礎と医療倫理の四原則を中心に、倫理的推論と倫理的分析のスキルについての知識を説明する。

1 臨床倫理における倫理的知識の位置付け

　臨床倫理においては、医療者側と患者・家族側の意見が分かれる場合など、臨床上の意思決定が困難なケースについて倫理的な評価を行わなければならない。米国生命倫理学会による「病院倫理コンサルテーションに必要とされる諸能力」（ASBH, the Core Competencies for Health Care Ethics Consultation, 2009）によると、臨床ケースの倫理的評価を行うために必要とされる知識として、「倫理的推論と倫理理論」が挙げられている。そこで、以下ではどのように倫理的推論を行うのかについての説明をするとともに、臨床倫理に関連する基礎的な倫理理論を概説する。

1) 倫理的推論とは

　臨床現場では、患者の治療方針について、最終的に何らかの意思決定を行う必要がある。倫理的推論とは、その意思決定に至るための考え方の筋道（プロセス）のことを指す。推論の仕方にはいくつかのタイプがあるので、以下で説明する。

　倫理的推論には、大きく分けると、帰結主義的なものと、非帰結主義的なものがある。帰結主義とは、判断を行う際に、行為の生み出す様々な結果を

比較考量するという考え方である。帰結とは行為の結果のことを指す。例えば、ある患者に関して、ある治療を行うべきかどうかの判断を迫られているとする。帰結主義では、その治療の結果や別の治療を行ったときの結果を比較することによって、何をなすべきか判断する。最大多数の最大幸福を生み出す行為や規則が正しいとする功利主義（後述）は、帰結主義の一種であり、その代表的な理論と言える。

それに対して、非帰結主義は、何をなすべきかを考えるときに、行為が義務や規則に従っているかどうかを重視する立場である。例えば、ある患者の治療を中止すべきかどうかの判断を迫られているとする。非帰結主義では、治療を中止した結果について考えるのではなく、治療を中止することは患者の権利に反していないか、あるいは、医師の義務に反していないかというように考える。つまり、重要なのは行為の結果ではなく、行為が義務や規則に従っているかどうかなのである。非帰結主義の代表的理論は、義務論（後述）と呼ばれる立場である。

このように帰結主義と非帰結主義の大きな違いは、行為の正しさを考えるときに結果に注目するか、あるいは義務や規則に注目するかという違いである。臨床倫理においては、どの理論が一番正しいかと考えるよりは、自分がどのような形で倫理的推論を行っているか（行為の帰結を考えているのか、義務や権利について考えているのか？）を分析することが重要である。また、それとともに、こうしたいくつかの理論を使って、様々な観点からケースを考察するのが重要である。

2) 基礎的な倫理理論

次に、基礎的な倫理理論として、功利主義と義務論を説明する。これらは医療現場に限らず様々な状況において適用可能なものであり、次節で解説する臨床医療に特化した倫理理論の基礎をなす考え方である。

a．功利主義

功利主義は、帰結主義の一種で、重要な帰結は人々の幸福であり、また人々の幸福を最大化する行為が正しいとする理論である。そこで例えば、ある患者の治療方針について判断する際には、その患者一人の幸福あるいはQOLについて考えるだけではなく、その患者の家族や担当医や担当看護師らの幸福に対する影響も考慮に入れる必要がある。

しかし、個々のケースについて、毎回、人々の幸福に対する影響を計算し

て判断するというのは大変な作業であり、現実的ではない。また、例えば、院内指針などを作ることなく、各自が功利主義に従って結果を考えて行動すると、一貫性がなく、場当たり的な行動になる可能性が高い。むしろ、院内指針を作り、統一的な方針を守って行動したほうが、より良い結果が得られるだろう。そこで、現在では次に説明する規則功利主義という立場が重視されている。

<u>規則功利主義</u>は、意思決定における規則の役割を重視する考え方である。上で述べたように、個々のケースにおける結果について考えるよりは、一般に一定の規則を守ったほうが、良い結果を得られることが多いと考えられるためである。そこで例えば、ある病棟の院内指針を作るに当たっては、規則功利主義では、まず、どうすれば患者や医療者全員の幸福を最大化できるかを考えて院内指針を作り、次に、個々のケースにおいては医療者がその指針に従うことで、功利主義に従った判断を行うことができる。このような規則功利主義の考え方は、以下で述べる医療倫理の四原則の基礎になっている。

b．義務論

<u>義務論</u>とは、非帰結主義の一種で、行為の正しさについて考えるとき、<u>義務に従っているかどうか</u>を考える理論である。例えば、あなたが患者に病名を告知するかどうかを判断しなければならない場合、病名の告知が医療者の義務であるかどうかについて考え、判断を行う。

ある行為が義務であるかどうかについては、代表的な二つの考え方がある。一つは、カントの理論であり、次の問いを考えるべきだという。「その行為を行うことが、普遍的な規則となることを意思できるかどうか」（より具体的には、「自分の判断が、そのまま院内指針になってもかまわないかどうか」と問うとよいだろう）、また、「その行為によって、誰かを単なる手段として扱い、当人の人格を否定していることにならないかどうか」である。カントによれば、定言命法と呼ばれるこのようなテストに合格しなければ、その行為は道徳的義務とは言えない。カントは、人に嘘をつくことと、自殺をすることはどんなときでも義務に反していると主張した。例えば、患者に病名などに関して嘘をつくことは、患者の自己決定を妨げるため、患者の人格を否定することになる、とカントなら言うだろう。

もう一つは、ロスの理論であり、例えば嘘をつかない、困っている人を助ける、他人に危害を加えない、感謝の念を忘れない、など、われわれが従うべき義務は常識的に自明だとする立場である。ロスによれば、こうした義務

表　医療倫理の四原則

(1) 患者の自律尊重原則	患者の自律（自己決定）を尊重せよ
(2) 善行原則	医療者は，患者の最善の利益を考えて行為しなければならない
(3) 無危害原則	患者に有害なことをしてはならない
(4) 正義原則	複数の患者がいる場合に，公平に扱うことを命じる

が衝突する場合には、その状況をよく考えて、どの義務が重要かを判断する必要があると言う。例えば、患者へ病名を告知する場合、患者に嘘をつかないという義務と、患者にショックを与えないという義務が衝突する可能性がある。この場合、その状況をよく考えて、どちらの義務を優先するかを考えるべきだという。このようなロスの考え方は、以下で見る医療倫理の四原則の基礎をなす考え方となっている。

2 臨床医療に特化した倫理理論

　臨床における倫理問題を考える際に、より実践的な倫理理論として、医療倫理の四原則を用いる考え方や、決疑論とケアの倫理の考え方がある。以下ではそれぞれを順に解説する。

1）医療倫理の四原則

　医療倫理の四原則とは、医療現場で何をすべきかを考える際に、以下で説明する患者の自律尊重、善行、無危害、正義という四つの原則を用いて、院内指針を策定したり、ケースを分析し結論を導き出そうとしたりする考え方である。以下でそれぞれの原則を詳しく説明する（表）。

a．患者の自律尊重原則

　患者の自律尊重原則とは、文字通り患者の自律（自己決定）を尊重せよ、という原則である。いわゆるインフォームド・コンセントは、この原則によって支持される。インフォームド・コンセント、すなわち患者が十分な情報に基づいて治療に同意するためには、医療者から十分な説明を受ける必要がある。そのため、例えばがんの告知など、意思決定のために必要な情報を知らせることも重要である。また、患者の意識がないなどで本人の意向がわからない場合は、リビング・ウィルなどの事前指示や、家族による患者の推定意

思に従うことが支持される。

　また、患者の治療の拒否もこの原則によって支持されると考えられる。例えば医療者が必要だと考える治療を患者が何らかの信念に基づき拒む場合、自律尊重原則は、患者の意思を尊重することを支持するだろう。これは、たとえその決定が当人にとって不利益なことでも自己決定の権限をもつ愚行を行う権利を認めているという意味で、愚行権と呼ばれることもある[1]。とはいえ、患者の自律を尊重することは必ずしも当人の考えをそのまま受け入れることと同じではない点に注意すべきである。例えば患者が医療を受けなくてもがんは治るといった誤った信念に基づいて治療を拒否する場合、適切な情報を与えて患者に対して可能な限り説得することが、本人の自律を尊重することにつながると考えられる。

b. 善行原則

　善行原則とは、医療者は患者の最善の利益を考えて行為しなければならないという原則である。昔から「医は仁術」と言われたり、「人類の健康を向上させ、守ることは、医師の責務である」と世界医師会のヘルシンキ宣言にも謳われたりしているように、医療者の本質をなす倫理原則の一つである。

　医学的に最良の判断に基づき、患者の利益になる事を行うべきだというのがこの原則の考え方である。何が患者の最善の利益になるのかは、一概に言うことは難しいが、例えば、緊急に手術をしなければ、患者の生命に危険がある場合、手術をすべきだということを善行原則は支持するであろう。また、身寄りのない患者で、しかも本人の意向がわからない場合には、患者の最善の利益になる医療を行うことが支持されるだろう。

c. 無危害原則

　無危害原則とは、患者に有害なことをしてはならないという原則である。古代ギリシア時代のヒポクラテスの誓い以来、伝統的にこれは人工妊娠中絶の禁止や、安楽死の禁止を意味していた。今日では、こうしたことのほかに、患者にとって利益のない治療や検査、あるいはリスクの高い医学実験の実施などをこの原則は支持しないだろう。

d. 正義原則

　正義原則とは、複数の患者がいる場合に、公平に扱うことを命じる原則である。これは医療資源の配分という問題に、大きく関わる。例えば、人工呼

吸器が足りない場合や、ICUのベッドが不足している場合、あるいはトリアージの状況などのように、どの患者の治療を優先するかを決める場合に問題になる。

こうした時にどうすべきかは、個々のケースによっても大きく異なるが、一般には、なるべく医学的な見地からの評価に留まり、社会的な地位や人種や貧富の差といった考慮事項は除外するのが望ましいと言える。とくに、いわゆる社会的弱者と言われる、身よりのない高齢者や重度の障害者、生活保護にある人などを十分な理由なく差別することは、この原則に反していると考えられるだろう。

e．四原則の使用の仕方

以上で見た四つの原則については、以下の三つのポイントに留意する必要がある。

一つは、四原則を用いて考えることの長所は、何が倫理的に問題になっているかを分析できるということである。臨床倫理においては、まず何が倫理的に問題なのかをはっきりさせなければならない。しかし、症例の記述を読んだだけでは、そもそも何が倫理的に問題なのかを言葉で言い表すのが難しい場合がある。その場合、四原則を用いて分析すると、問題がクリアになることが多い。例えば医学的に見て最善の治療を患者が拒否する場合、善行原則と自律尊重原則が衝突していると表現できる。また、終末期の患者が安楽死を求めている場合、自律尊重原則と無危害原則が衝突していると表現できる。このように述べることで、解決すべき問題がクリアになり、議論のポイントを皆で共有することが可能になる。

もう一つは、これらの原則は、「一見自明な原則」だということである。一見自明な原則とは、それが倫理的原則であることは間違いなく、どんなケースにおいても尊重されるべきだが、絶対に守らなければならない原則ではないということである。例えば、これはよくある誤解であるが、無危害原則が常に最優先で守られなければならないとすると、患者に対する侵襲や医学実験は一切認められないということになる。また、患者の自律尊重原則が常に最優先で守られなければならないとすると、安楽死を求める患者には安楽死を行わなければならず、一切の治療を拒否する患者には有益な治療を全く行えなくなる。したがって、これらの原則は、それぞれのケースにおける相対的な重要性を考慮して、すべての原則を可能な限り尊重しつつも、当該のケースにおいてどれが優先するのかを決める必要がある。

最後に、四原則を用いた問題解決には、経験が必要だということである。四つの原則は、そのすべてに従った判断をすることが望ましいが、上で述べたように、ケースによっては原則同士が衝突する場合がある。こうした場合にどちらの原則が優先するということは四原則のアプローチでは直ちには言えない。臨床倫理においては、ケースをよく検討して、すべての原則を満たす解決策がないかをまず考え、それが無理であれば、いずれかの原則を、法律や院内指針も参考にしながら、優先させる決定をしなければならないであろう。四原則をうまく用いるためには、経験を重ねるしかないとも言える。ある人が述べているように、「原則が問題を解決するのではなく、人が問題を解決する」のである[2]。

2) 決疑論とケアの倫理

　次に説明する決疑論とケアの倫理は、医療倫理の四原則のような「原則に基づくアプローチ」とは異なる倫理的推論を行うことにより、個々のケースで何をすべきかを考えようとする理論である。

a．決疑論

　決疑論とは、「ケースに基づくアプローチ」とも言われるように、これまでに経験したケース（症例）を参考にして、何をすべきか考えようとする立場である。例えば、身よりのない終末期の患者の治療方針について決めなければならないとする。医療倫理の四原則の考え方では、上で見たように、四つの原則を用いてケースを分析するが、決疑論の立場では、過去に同様のケースがなかったかどうかをまず考える。身よりのない患者の治療方針に関して過去にうまく解決できたケース（典型例）があり、それと今回のケースが十分に類似していると言えるなら、以前と同じ判断を行う。このような形で、個々のケースにおける判断を積み重ねて典型例をストックしておくことで、問題を解決しようとするのが決疑論である（決疑論の「決疑」とは、「疑いを決する」、すなわち解決するという意味である）。いわゆる臨床倫理の四分割法は、決疑論の考え方に基づくものである。

b．臨床倫理の四分割法

　臨床倫理の四分割法は、臨床ケースの倫理的問題を分析するのに用いられる方法である。紙の上に十字に線を引き（あるいは、線を引く代わりに紙を二つ折りにしてから開いてもよいだろう）、左上のマスに「医学的適応」、右

医学的適応	患者の意向
QOL	周囲の状況

図　臨床倫理の四分割表

上のマスに「患者の意向」、左下のマスに「QOL」、右下のマスに「周囲の状況」と書き入れ、そこにケースの事情を書き込んで分析を行う（図）。

「医学的適応」のマスには、診断や予後など、患者の治療に関する医学的な情報を書く。ここを詳しく書くことはもちろん重要だが、ここだけ詳しく書き込むのではなく、他のマスにも十分な注意を払うことが大切である。「患者の意向」のマスには、治療方針に関する患者自身の意向があればそれを書き、なければ家族などの意向を書く。「QOL」のマスには、患者のQOL評価について書く。QOL評価については、本人によるものか、第三者によるものかで大きく異なる可能性があるので、誰の判断なのかについて注意する必要がある。最後に、「周囲の状況」のマスには、患者や家族の文化的・宗教的背景や経済的事情、法的問題など、他のマスには入らなかった様々な状況について書き入れる。

このようにすることで、ケースの詳細についての理解が深まり、過去のどのケースと似ているか（あるいは似ていないか）が明確になり、次に何をすべきかがより明確になることが期待される。

ややもすると抽象的になりがちな四原則の考え方が「トップダウン」（上からの演繹的な思考法）と言われるのに対して、具体的なケースに基づく決疑論の考え方は「ボトムアップ」（下からの帰納的な思考法）と言われる。このような思考法は、普段から多くのケースを経験する医療者に向いているだろう。

ただし、決疑論の考え方には二つの問題がある。一つは、過去のケースを参考にするため、判断が保守的になりがちだということである。もう一つは、これまでに経験しなかった全く新しい倫理的問題が出てきたときには、この考え方では対応しにくいということである。したがって、多くの点で過去のケースとは異なるケースが現れた場合には、無理に過去のケースを当てはめて同じように判断しようとせず、四原則などを用いて十分な分析を行った上で解決策を考える必要があるだろう。

c．ケアの倫理
　<u>ケアの倫理</u>も、決疑論と同様、あるいはそれ以上に、個々のケースにおける具体的な事情を重視する立場である。四原則のアプローチにおいては、「原則の衝突を解決するにはどうしたらよいか」という、ややもすれば抽象的になりがちな問いを考えるのに対して、ケアの倫理では、「このケースにおける人間関係の中で、各人の気持ちやニーズをよく理解するにはどうしたらよいか、また、それに対してわたしはどのように応答すればよいのだろうか」という具体的な問いを考えることになる。

　例えば、安楽死を望んでいる終末期の患者の治療をどうすべきかについて判断を迫られているとする。四原則アプローチでは、患者の自己決定を尊重せよという自律尊重原則と、患者に危害を与えるべきでないという無危害原則が対立しており、この対立をどのようにして解決できるかを主として考えることになる。それに対して、ケアの倫理であれば、なぜその患者は安楽死を望むようになったのか、患者と家族はどのような人間関係であるのか、また患者と医師や看護師はこれまでどのような関係を築いてきたのか、といった具体的な人間関係の物語を描き出すことによって、自分は患者の望みに対してどう応答できるかを考えることになるだろう。

　もともとケアの倫理は、四原則アプローチのような原則や公平性を重んじる倫理的推論を批判する立場として登場し、女性特有の倫理的思考を特徴づけていると主張された。しかし、今日では、必ずしもケアの倫理は女性特有の思考というわけではなく、男性にも重要な考え方だと認める人々が多い。また、「ケアの倫理か四原則か」という考え方をする必要は必ずしもなく、柔軟に両方の考え方を用いて考えるのがよいと思われる。例えば院内指針の策定の際には四原則のほうが適しているように思われるし、臨床現場の個々のケースにおいては両方を使って考えることにより、より多面的な考察が可能になるだろう。

まとめ

　本章では、臨床倫理に必要な倫理的知識について、帰結主義と非帰結主義、医療倫理の四原則、決疑論とケアの倫理を中心に、いくつかの倫理的推論のあり方を説明した。最初に述べたように、本稿で説明した倫理的知識は、臨床倫理に関わる臨床医や看護師などが身に付けることが望ましいものである。また、臨床倫理上の意思決定をする際には、上で述べたどの理論が一番正しいかと考えるよりは、自分がどのような形で倫理的推論を行っているかを分析するとともに、こうしたいくつかの理論を使って、様々な観点からケースを考察するのが重要と言える。最後に、本稿で見たいくつかの倫理的理論については、それらを単なる知識として身に付けるのではなく、ケーススタディなどを通して学ぶことにより実践的に使えるようにすることが大切である[3]。

ミニ知識：タスキギー梅毒研究とベルモント・レポート

　第二次世界大戦後の米国で起きた非倫理的な医学実験の代表例としてしばしば挙げられるものとして、タスキギー梅毒研究がある。これは、米国の公衆衛生局が、1930年代半ばからアラバマ州タスキギー郡とメイコン郡に住む梅毒の黒人患者約400名を研究対象として、梅毒の自然経過を調べるために行われた研究である。周知の通り、梅毒は性感染症の一種であり、感染すると皮膚に異常が出るほか、場合によっては中枢神経系（脳と脊髄）がおかされ、身体各部の麻痺や、精神異常をきたす疾患である。研究が始まった1930年当時は、まだ梅毒の効果的な治療法がなかったため、梅毒がどのように進行するか（自然経過）を観察する目的で上記の研究が行われた。研究参加者がすべて黒人であったことが一つの問題であるが、それ以上に大きな問題は、1945年ごろから梅毒の治療に効果があるペニシリンが利用可能になったにもかかわらず、研究参加者にはそのことが知らされなかったことである。この研究がメディアで大きく報道されて問題視され研究が中止になったのは、実に1972年のことであった。

　米国ではこれがきっかけとなり、1973年に研究倫理を検討するための国家委員会が設置された。この委員会が1978年に公表した有名な報告書が『ベルモント・レポート』である。この報告書では、①人格の尊重、②善行、③正義の三つの原則が明示された。人格の尊重とは、研究参加者を研究のための単なる道具として扱ってはならず、その自律性を尊重しなければならない、ということである。また、善行とは、研究参加者に対するリスク（危険）を最小化するとともに、研究によるベネフィット（利益）を最大化するということである。最後に、正義とは、研究参加者の選択にあたっては、公平な基準を用いて行わなければならないということである。翌1979年には、生命倫理学の古典的な教科書として知られるビーチャムとチルドレスの『生命医学倫理』が出版された。そこでは上記の三原則を少し修正して、いわゆる医療倫理の四原則、すなわち、①自律尊重原則、②善行原則、③無危害原則、④正義原則の四つが示された。これは今日でも米国型の医療倫理学の中心的な枠組みを形成しているものである。

【注・文献】

1) 加藤尚武．現代倫理学入門．東京：講談社学術文庫；1997．p.177．
2) Churchill LR. Theories of justice. In；Kjellstrand CM, Dossetor JB, Dordrecht, editors. Ethical Problems in Dialysis and Transplantation. Kluwer Academic；1992. pp. 21-34.
3) 本稿は下記の論稿に加筆修正を行ったものである。児玉聡．臨床倫理において必要な倫理知識（特集ICU，CCUにおける臨床倫理入門）．ICUとCCU 2012；36(9)：637-642.
4) 赤林朗編．入門・医療倫理Ⅰ．東京：勁草書房；2005．
5) ヘルガ・クーゼ．竹内徹，村上弥生監訳．ケアリング 看護婦・女性・倫理．大阪：メディカ出版；2000．
6) アルバート・ジョンセン他．赤林朗，蔵田伸雄，児玉聡監訳．臨床倫理学（第5版）—臨床医学における倫理的決定のための実践的なアプローチ．東京：新興医学出版；2006．
7) トニー・ホープ．児玉聡，赤林朗訳．一冊でわかる医療倫理．東京：岩波書店；2007．
8) トム・L・ビーチャム，ジェイムズ・L・チルドレス．生命医学倫理（第5版）．千葉：麗澤大学出版会；2009．
9) D・ミカ・ヘスター編．前田正一，児玉聡監訳．病院倫理委員会と倫理コンサルテーション．東京：勁草書房；2009．

（児玉　聡）

第2章 法学の基礎

はじめに

　日本において、救急・集中医療をめぐっては、この十数年間、医学あるいは倫理学、法学の分野はもとより、報道を中心として社会全体でも大きな議論が展開されており、しかもその議論がやや錯綜気味で収束の気配を見せていない。その大きな要因として、救急・集中医療に関する法制度あるいは法解釈において、関係する医学・医療関係者と法律家・法学者、そして社会の間で合意が形成されていない点が挙げられる。そこで、本章では、救急・集中医療に関する現行の法制度を概観し、法的問題点を抽出し、そして法的側面で救急・集中医療の問題点の解決方向を展望することを目的として設定する。

1 法律と法学

1）法律の基礎

　法律は、社会規範の強制といういわば古典的な役割と、諸種の政策目的の実現という現代的な役割を担っている。まず、社会規範の強制という面から述べていこう。

　法律とは、基本的に国家による強制力に裏打ちされた社会規範である。法律以外の社会規範としては、道徳、倫理、学会等の団体による内部規範がある。道徳は、主に個人の内面の規範意識を意味し、その違反には基本的に個人の良心と社会的なとがめという形態での制裁が加わる。道徳の典型例としては、自分の周囲の者に対する尊敬の念、帰属する集団への調和などが挙げられる。これらの道徳にもとる行動をとった際には、周囲の者から遠ざけられたり、友好な関係を損なったりという制裁が加わる。しかし、それらの制裁は、国家による強制の発動として加えられるものではない。また、道徳違

反であっても、社会的秩序に関わるものに関しては、法的制裁が加えられる場合がありうる。しかし、それは既に道徳違反の域を超えて、法的責任を問われるケースである。例えば、他人の悪口を言わないという命題は、おそらく洋の東西を問わず、基本的な道徳的要請の一つであろう。しかし、他人の悪口を多くの人々に伝えるように、俗にいう言いふらしをして、悪口を言われた者の名誉が損なわれるに至ったとする。この場合、民法第710条の名誉等の損害賠償を命じた規定により、悪口を言った者に法的責任が課される場合がある。もっとも、道徳違反に対して法的責任が問われる場合には、当然のことながら上述のように、責任を問う法的根拠が明確な場合に限られる。また、道徳は、他人を尊重せよ、約束は守らなければならない、という具合に抽象的な命題として語り継がれている。

　ここで、法律と並んで法という用語もよく使用されるので、法律と法との関係について触れておきたい。法律という用語は、通常、制定法を意味する言葉として用いられている。これに対して、法という場合は、必ずしも制定法に限らず、法規範全体を意味する、法律よりはやや広い意味合いで使用される場合が多い。具体的には、まだ制定法という形をとっていない段階での法理念や、法規範の果たすべき役割を意味する場合に、法という表現が一般に用いられている。これに対して法律とは、典型的には制定法を意味する用語として、法よりは狭い意味合いで一般に用いられている。例えば、「児童虐待防止と法律」というテーマを掲げた場合、日本国内で実際に施行されている児童虐待防止法の内容や仕組みが主たる内容となるであろう。他方、「児童虐待防止と法」というテーマを掲げた場合、児童虐待防止法はもちろんのこと、虐待防止という同法の理念の実現に向けた様々な取組や、虐待した親や保護者の支援、児童福祉法上の里親制度や民法上の特別養子制度等、必ずしも児童虐待防止法のみに限らず、関連する他の法律や社会的背景の含めた広い話題として取り扱われることになるであろう。

　法律、道徳以外の社会規範として、倫理が挙げられる。倫理とは、ある社会的分野や特定専門分野で規範として定着しているものである。本書にもっともなじみの深い分野でいえば、医師という専門家集団においては、世界医師会が医の倫理マニュアル（2007年）[1]を定めており、これを基に、日本医師会も、それをさらに細則化した「医師の職業倫理指針（改訂版）」（2011年8月18日）[2]を発表している。倫理違反に対しては、社会的な制裁は課されないものの、当該倫理を定めた集団内では何らかの制裁が準備されている場合が少なくない。例えば、学会の倫理指針に違反した場合には、学会員の

資格を停止される制裁が課される場合がある。しかし、それは社会全体、いわんや国家レベルの制裁ではなく、学会倫理指針違反した医師であっても、厚生労働大臣により付与された国家資格である医師資格に関しては、厚生労働大臣よりの責任追及は原則としてなされない[3]。

　以上のような道徳、倫理違反に対しては、原則として国家の強制力に裏打ちされた制裁は課されない。これに対して、法律に違反した場合には、しばしば国家の強制力に裏打ちされた制裁が加えられる。例えば、もっとも典型的には、社会の秩序の根幹を支える刑法に違反した場合、原則として刑罰が科される。また、民法に違反した場合にも、契約により生じた義務（債務）を果たさなかった（不履行）場合、裁判所によってその債務の履行を命じられ、それにも応じなかった場合には強制執行される場合が存在する。

　他方で、今日、しばしば罰則規定がなく、政策目的を実現するために立法措置が講ぜられる場面も多くなってきた。その例として、男女共同参画社会基本法やエネルギー供給構造高度化法などが挙げられる。前者は、男女の人権の尊重および男女平等という憲法上の理念を、主として公的な意思決定過程において実効あらしめることを目的として制定された法律であり、適用される範囲やその趣旨に反した場合の具体的な制裁に関する規定は置かれていない。また、後者は、エネルギー企業に対して原油などの化石エネルギーの有効利用と、非化石エネルギーの利用拡大を促す法律で、いわゆる地球温暖化に歯止めをかけ、環境保全を目的とした法律である。近年は、社会秩序を維持し、市民の諸権利を擁護するという伝統的な法律に加え、このような政策目的を実現する法律の制定数も増えてきた。その背景として、そもそも現代国家である日本が、法治主義を採用していることが挙げられる。近代的意味における法治主義とは、権力者の恣意を抑制するために、権力の行使には法律上の根拠が必要という意味合いによるものであった。しかし、科学技術と経済・経営・法律が急速に高度化した現代国家においては、諸種の政策を実現する上で法律に頼ることが有効な手段とされてきているのである。その理由として、法律を制定しその根拠の上に立って政策を遂行することにより、当該政策の根拠が強固かつ明白になることが挙げられる。また、法律を制定することにより、政令や省庁例等も併せて制定されることになり、整合的な政策遂行が可能となることも、法律に頼る大きなメリットといえる。

　法律は、議会によって制定されなければならない。一般に法律といった場合には、国会で制定された国家法を意味するが、それ以外に、地方議会によって制定された条例も当該地方公共団体内でのみ法的拘束力を有し、罰則が科

第2章　法学の基礎　15

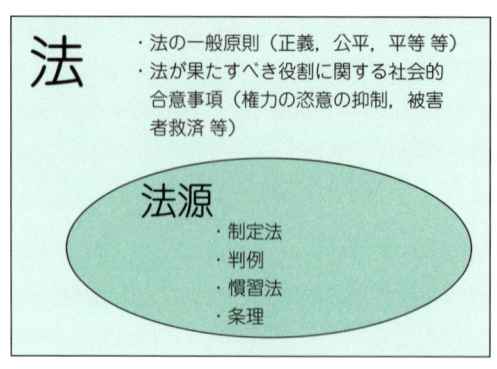

図　法律の種類

せられることもある[4]。

2) 法律の種類

a. 制定法とその他の法

　制定法とその他の法としては、一般に制定法、判例、慣習法、条理が挙げられる（図）。国家による強制力を背景とした社会規範としての法律は、前述の通り、近代国家では、議会による制定法という形式をとる。判例は、司法府による法解釈であり、上級審の解釈は、下級審を拘束し、その意味で法的拘束力を有する。また、法律の解釈を時代の流れに合わせる役割も担っており、司法府による法解釈としての判例は、社会一般に対しても拘束力を有し、その意味で法律の一形態に数えられている[5]。慣習法は、制定法のない分野での紛争解決の基準として定着したものをいうが、制定法があらゆる分野で普及している今日、慣習法が紛争解決の法的基準として用いられることは極めて少なくなったといわれる。4つ目の種類の条理は、社会の一般常識のことであり、それ自体として法的紛争の解決基準となるのではなく、制定法等他の法律解釈の方針あるいは法および権利行使の際に頼るべき基準とされている。

b. 公法と私法

　制定法は、国家との関係に着目すると、国家あるいは行政組織の仕組みおよび、国家あるいは行政と国民との関係について規定する公法と、私人間関係について規定する私法とに大別される。公法には、国家の根本法規である

憲法、行政の仕組みおよび行政と市民との関係について規定する行政法、犯罪と刑罰に関する刑事法が分類される。他方、私法には、市民社会の基本法である民法、企業取引に関する商法、また、広くは民法に含まれるが、消費者取引および消費者保護に関する法律が含まれる。

c．実体法と手続法

　他方、法律の分類の方法として、権利義務の根拠を定めた実体法と、その実現方法を定めた手続法との分類もよく用いられる。公法分野では、行政庁の権限に関して規定した各省庁の設置法が実体法に分類されるのに対して、各省庁が許認可等の行政行為を行う手続きを定めた行政手続法がある。また、犯罪と刑罰を定めた実体法としての刑法に関して、刑法に関わる犯罪捜査と刑事訴訟の手続きを定めた刑事訴訟法がある。また、私法分野においては、民事法上いかなる権利義務が発生するかを規定した民法、商法等が実体法に分類されるのに対して、その実現の手続きを定めた民事訴訟法、民事再生法等が手続法に分類される。

d．国際法と国内法

　以上は、国会で制定されたいわゆる国家法に関する分類であるが、国家間の取り決めに関する条約は、国際法に分類される。国際法の具体例としては、多国間条約である国連条約、国連人権規約、女子に対するあらゆる差別を撤廃する条約、子どもの権利条約等が挙げられる。国内法と国際法とを合わせた法律の階層構造として、憲法−条約−法律−命令−条例の順に並べられ、国際法は国内法の上位に位置し、ある国際条約を批准するあるいはした際には、その条約と整合性が保たれるように国内法を整備する義務が批准国に課される。日本についていうと、1979年第34回国連総会で採択され、1981年発効、1985年に日本が締結した女子差別撤廃条約を批准するために、国内における女子差別を解消するための立法措置を講ずる必要性に迫られ、男女雇用機会均等法（昭和47年・1972年成立・施行）を成立させた経緯がある[6]。

e．部分的社会における規範と法

　さらに、近年、部分社会内における規範の法的類似性が法学上議論されている。企業や教育研究機関、また宗教団体等では、法律類似の非常に詳細な内部規則を制定している場合が少なくない。現行憲法施行後、国民の間に次第に人権意識が高まり、他方で、日本社会もグローバル化への対応を余儀な

くされたため、企業等各種団体に透明性を高めた統治が要求されるようになり、今日、各種団体内部でも各種規定が整備されている。それらの諸規定に合意した上で個々人が団体に入社・入学等をしている以上は、当該諸規定は当事者の合意の範疇内になり、その限りで拘束力を有する。しかし、それら内部規範が、憲法をはじめとする一般法の趣旨にそぐわない場合には、当該団体の構成員には、一般法に基づく司法的救済が及ぶとの理解が通説的である[7]。

3）法律と法学

　法律を研究する学問分野が、法学である。法学研究のもっとも大きな分類として、基礎法学と実定法学という分類が一般的である。基礎法学とは、個別の法律の解釈を対象とするのではなく、法律あるいは法学の歴史や哲学的基盤等、法律全体に共通する基盤や背景について研究する分野である。他方、実定法学とは、憲法学や民法学のように、個別の実定法の解釈論や立法論を研究する分野である[8]。

　基礎法学は、法律を対象とはするが、その法律が成立した歴史的経緯や文化的・宗教的背景も研究の対象とする。そのため、歴史学、宗教学の他、哲学、倫理学、思想に代表される人文社会科学全般も研究対象とする。また、近年は、このような伝統的な学問分野のみならず、ジェンダー論や生命倫理学、科学技術論、コミュニケーション論等の現代的な学問分野の成果を取り入れたり、法学とそれらの学問研究との融合を図ったりしている。これに対して、実定法学は、文字通り、憲法学や民法学に代表されるように、個別の実定法を研究対象としている。研究の方法論としては、立法の経緯や類似の外国法を参考としたいわゆる解釈論の他、当該法律が時代の流れに対応するためにはどのように改変されるべきかを研究したり、新たな立法措置を提言したりする立法政策論が挙げられる。

　日本の実定法学は、長らく法実務とはあまり関連しない研究を行ってきた。法学を研究する法学者のほとんどは、大学で法学部を卒業後、大学院法学研究科に進学して研究に従事する。他方、裁判官、検察官、弁護士のいわゆる法曹三者は、司法試験に合格し、司法修習を修了した後に、それぞれの職に就く。しかし、2000年代に入り、いわゆる司法制度改革の一環として、法科大学院が全国に設置されたころを機会に、実務家教授が多く就任し、法実務と法学研究との交流が盛んになりつつある。法学研究者から法実務家に転身するケースはほとんど見られないが、法実務家が主として法科大学院の教

授に就任することにより、法学研究の世界に法実務の知見が多くもたらされ、法実務を念頭に置いた法学研究がなされているのが、今日の法学研究の傾向である[9]。

2 医療に関する法律と法学

1) 医療に関する法律

　医療に関する法律は、一般に医療関係法規として分類される。その医療関係法規は、医師や保健師・助産師・看護師等の医療者資格を規定する各資格法、医療施設の構造基準や医療者の要員、医療提供体制を規制する医療法、行政等による保健活動の根拠と内容や予防接種に関する保健法規、また、解剖の根拠となる死体解剖保存法や臓器移植等の法律が制定されている。また、医療と密接に関係している薬事関連法規は、狭い分類では、薬事衛生法規として医療関係法規とは独立した分野としてとらえられるが、広い意味における医療関係法規としては、薬事法も含むと理解されている[10]。

　以上は、医療そのものを直接規制する法律の分類に関する説明であるが、医療は、憲法を始めとする一般法とも密接に関連している。治療方針を患者自らが決定しうるという医療における自己決定権の根拠は、憲法第13条の幸福追求権であると判例上も理解されている[11]。また、患者と医療者との関係は、診療契約という民法上の契約関係だと理解されており、診療契約に基づき、医師は善管注意義務と説明義務を負う。もしその説明義務に違反した場合には、医療者は患者に対して損害賠償義務を負う場合がありうるのである[12]。また、過失、いわゆる医療過誤により患者が重篤な後遺症を抱えることになったり、患者が死亡したりした場合には、医療者は、民法第709条以下の不法行為責任を負う場合がありうる[13]。これらは、一般法である民法に基づく医療者の法的責任である。

　また、医療は、刑法とも関連を有している。かりに医療者が重大な過失により治療していた患者を死に至らしめた場合には、刑法第211条の業務上過失致死傷罪が問われる可能性がある[14]。それ以外にも、個別の医療関係法規、衛生法規に刑事罰規定が置かれている。近年最も注目されている条文としては、医師法第21条に規定されている医師の異状死体届出義務がある。それによると、医師は、死体又は妊娠4月以上の死産児を検案して異状があると認めたときは、24時間以内に所轄警察署に届け出なければならないとし、

これに違反した場合には、50万円以下の罰金に処せられることとされている（医師法第33条の2→）[15]。

さらに、医療は社会法とも密接な関連を有している。社会法とは、労働法や社会保障の分野において、調和のとれた社会の発展を目的として国家権力が私人間関係に介入する法分野である。代表的な例として、使用者と労働者という私人間関係に介入する、労働基準法等の労働法の他、事業主に労働者への各種保険の加入を義務付けた社会保障法が挙げられる。国民が医療を安心して受けることができるためには、医療保険制度が整備されていなければならない。日本では、国民皆保険制度が導入されており、被用者は健康保険法、自営業者等それ以外の者は国民健康保険法により、公的医療保険への加入が義務付けられている。

以上のように、医療は様々な法律と関係を有しているのである。

2) 医療に関する法学

医療と法との関係を研究する学問分野として、もっとも有名かつ活発なのが、医事法学という分野である。この分野では、法学者が、医療訴訟の判例研究と中心としつつ、医療関係法規の新たな改正動向や医療政策に関して研究活動を展開している。この分野には、医事法学を主たる専門とする法学者以外に、判例研究を通して医療と法との関係を研究している民法学者や刑法学者も参加し、重要な役割を果たしている。また、この分野での研究には、医療関係者も活発に参加しており、毎年の年次学術大会には、法律系と医療系がおおよそ半分ずつの参加を見ている[16]。

他方、医学研究者・医療者側が医療と法との関係について研究する学問分野としては、法医学が最も有名である。法医学会によれば、「法医学とは医学的解明助言を必要とする法律上の案件、事項について、科学的で公正な医学的判断を下すことによって、個人の基本的人権の擁護、社会の安全、福祉の維持に寄与することを目的とする医学である（1982年日本法医学会教育委員会報告）と定義される。法医学は、医学中、社会医学に分類される医学専門の研究分野であり、各医学部／医科大学に必ず講座が置かれ、教育および研究が展開されている。法医学は、死因究明に解剖等の医学的方法を用いて、法的・社会的問題にアプローチする学問分野であるため、研究者のほとんどは医学研究者である。しかし、近年、死因究明に関する立法措置が講ぜられたこともあり、法医学者も、医療と法との関係について研究・発言をしている代表的な研究集団である[17]。

また、医学・医療系大学では、法医学とは別に、医療関係法規あるいは衛生法規と呼ばれる教科科目が開講されている。この科目は、医療資格に関する法律や医療供給体制に関する法律の他、感染症法や母子保健法等の各種保健法規を取り扱う。科目担当者は、法医学や公衆衛生の専任教員の他、医療・看護系大学では、保健行政の担当（経験）者が非常勤講師として担当している場合も多い。

3　救急・集中医療と法

1) 救急医療と法

　救急医療とは、治療に急を有し、診療の申し込みから始まる一連の通常のプロセスを経たのでは治療が間に合わない医療のことである。救急医療というと、夜間救急医療をすぐに思い浮かべがちであるが、もちろん、日中も含め、日時を問わず救急患者は発生する。救急医療をどのように発展させるかは、第一義的には、医療関係者の専門団体である救急医学会が担う余地が大きく、いわばprofessional freedom（専門家の裁量）の範疇に属する問題である。学会を通して救急医療の担い手たるためには、医師法上の医師資格が最低限要求され、それに加えて、救急医療学会内での会員資格や専門医資格が必要とされる。それは、法学上、部分社会の法と呼ばれる、学会内規則に従うこととなる[18]。

　他方で、救急医療をどのように提供するかは、日本に暮らすすべての人々の命に係わる重要課題である。このため、救急医療の提供体制に関しては、医療法第30条の四により、都道府県が作成する医療計画により定められることとされている。救急医療は、1次救急、2次救急、3次救急に分類される。1次救急とは、軽症患者（帰宅可能患者）に対する救急医療のことであり、2次救急とは、中等症患者（一般病棟入院患者）に対する救急医療のことであり、3次救急とは、重症患者（集中治療室入院患者）に対する救急医療を意味する。

　このうち、1次救急は、地域の医師会ごとに当番医療施設を決めて対応している。その日の当番になった医療施設には、初期診療を担当する義務が発生するが、その根拠法規は、医師法第19条の応召義務ということになる。

　これに対して、2次救急と3次救急は、上述の通り医療法上の医療計画が提供の法的根拠となる。2次救急病院および3次救急病院は、医療法上の医

第2章　法学の基礎　21

療計画に基づいて、都道府県が指定することとされている。3次救急は、救命救急センターもしくは高度救命救急センターが担うこととされている。救命救急センターは、都道府県が運営もしくは医療機関の設置運営主体に開設を要請するものであり、心筋梗塞に対する開心術を始めとする各種治療や脳卒中に対する開頭術を始めとする各種治療を担える部門のことである。他方、高度救命救急センターは、広範囲熱傷や四肢切断、急性中毒等の特に高度な治療を必要とする患者の治療にあたる部門であり、厚生労働大臣により指定される。根拠法規は、厚生労働省設置法第4条十一「医療機関の整備に関すること」である。都道府県に1か所の指定を目標としているが、2015年8月現在、まだ指定されていない県もある[19]。

救急医療と密接に隣接している医療として、災害医療が挙げられる。災害医療も、医療法第30条の四に基づき、都道府県ごとに災害医療に関する医療を整備することとされている。災害医療支援拠点病院と基幹災害医療支援拠点病院は、この法律に基づいて都道府県により指定されている。ただし、大規模災害医療の際に活躍しているDMAT（Disaster Medical Assistance Team）は、厚生労働省およびDMAT事務局が作成した日本DMAT活動要領[20]に従ってその活動が展開される。DMATの派遣要請は、都道府県と国の双方からなされる。災害対策の基本は都道府県が対応することになっており、被災都道府県から派遣要請がなされるのが最初に取られるべき措置であるが、被災都道府県の被害状況が大きく、派遣要請まで手が回らないときは、国が派遣要請することとされている。

2) 集中医療と法

集中医療とは、日本集中治療医学会の定義によれば、「内科系、外科系を問わず呼吸、循環、代謝そのほかの重篤な急性機能不全の患者を収容し強力かつ集中的に治療看護を行うことにより、その効果を期待する部門」[21]とされる。集中医療は、上述の救急医療とは異なり、施設外にて提供されることは極めて稀であり、通常は、医療施設内で提供される。集中治療部門が備えるべき施設、人員面の基準に関しては、法律上の規定はなく、厚生労働省基準（厚生労働大臣の定める施設基準 特定集中治療室管理の施設基準 保険局長通知保発8号）と、それをさらに医学的側面から捉え直した、「集中治療部設置のための指針−2002年3月−」（日本集中治療学会 集中治療部設置基準検討委員会）[22]に従って、各施設で設置運営されている。また、やはり法律ではないが、保険診療の算定基準である診療報酬に、保険医療上の基準が

定められている。それによれば、いわゆるICU（intensive care unit）として、「特定集中治療室管理料」（A301）、ICUに準ずる集中治療を担うHCU（high care unit）としての「ハイケアユニット入院医療管理料」（A301-2）の他、いわゆるNICU（new born intensive care unit）（A302）等の類型が設けられている[23]。

集中医療と前述の救急医療との関連性は極めて高い。救急医療は、通常の診療時間帯では対応できない患者を対象とするため重篤である場合が多く、医療施設に搬入された際には、集中医療が施される場合が多いのである。医療施設単位でみても、救急部と集中治療部とが同一部門にあるか、部門は別であっても場所的・スタッフ的に隣接している場合が多い。このため、救急医療と集中医療とは、多くの倫理的・法的論点を共有している。

4 救急・集中医療に関する法的課題あるいは論点

救急・医療および集中医療では、いずれも重篤な患者を対象とし、担当医療者は、救命を最大の目標に全力を尽くし、そのために可能なすべての治療を施す。しかし、その全力の治療が効を奏さず、患者の蘇生の不可能性が決定的となった際に、どの段階でどの程度の治療の差し控えあるいは中止が可能なのかに関して、日本では大きな社会問題となっているが、その決定に関する法的根拠が極めて曖昧なのが現状である。救命措置の中止を行った結果、刑事手続の対象となり、大きな社会問題となったケースがいくつかある。このため、救急・集中医療の現場では、一旦挿管した患者が蘇生の期待がゼロと判断しても、抜管することは事実上不可能となっており、かえって患者本人や家族の意思が尊重されない結果となっている。厚生労働省を始めとして、関係各学会からも、終末期医療や治療の中止あるいは差し控えに関して、複数のガイドラインが発表されている[24]。治療の差し控えおよび積極的安楽死に関しては、1992年のいわゆる東海大学事件に関する横浜地方裁判所判決で示された[25]通りであるが、法規範の階層構造からいうと、行政ガイドラインおよび学会ガイドラインも判例を超えるものではない。この混乱した救急・集中医療の現状を解決するには、立法的解決しかないといえよう。

【注・文献】

1) World Medical Association. Medical Ethics Manual 2005.
   http://www.wma.net/en/10home/index.html
   樋口範雄監訳．WMA医の倫理マニュアル（邦訳）．東京：日本医師会発行；2007．
2) 日本医師会HP．
   http://www.med.or.jp/doctor/member/000250.html
3) 日本産科婦人科学会は，学会としては代理懐胎を認めていないが，同会会員の施設においてそれが実施されたことを批判する見解を表明している．
   http://www.hsog.or.jp/statement/statement_091125.html
   しかし，医師としての責任は何ら問われていない．
4) 国家法としては，盗聴盗撮に罰則を科する法律はないが，例えば，「北海道公衆に著しく迷惑をかける暴力的不良行為の防止に関する条例」第2条の2第2項で盗撮行為を禁止しており，それに違反すると，同条例第10条第2項により，6月以下の懲役又は50万円以下の罰金に処するとしている．
5) 法律学用語辞典（第4版）．東京：有斐閣；2012．p.955．
6) 女子差別撤廃条約は，1979年第34回国連総会にて採択1981年に発効した．日本は同条約を批准するための国内法整備として，1972（昭和47）年に男女雇用機会均等法を成立させ，1985（昭和60）年に同条約を批准した．
7) 古典的な憲法判例であるが，いわゆる日産自動車事件最高裁判決は，日産自動車という一民間企業の内部規則である就業規則が女子若年定年制を定めていたことに対して，民法第90条の規定により無効と判断した．最高裁判所昭和56年3月24日第三小法廷判決，判例時報第998号p.3．
8) 文部科学省HP中「専門職大学院」では，法科大学院の教育する科目文として，「法律基本科目群」，「実務基礎科目群」，「基礎法学・隣接科目群」，「展開・先端科目群」の4つを置く．
   http://www.mext.go.jp/a_menu/koutou/houka/houka.htm
9) 今日の法学研究の動向を紹介する好文献として，南野森編．別冊法学セミナー．法学の世界．東京：日本評論社；2013年3月25日．
10) 医療六法（平成27年版）．中央法規；2014年12月15日参照．
11) 芦部信喜．憲法学Ⅱ人権総論．東京：有斐閣；2005．p.391-409．
12) 医師の説明義務に関しては，中村哲．医療訴訟の実務的課題—患者と医師のあるべき姿をもとめて—．株式会社判例タイムズ社；2001．p.46-129．に詳しい．実際に説明義務違反を認め，原告患者側に慰謝料の支払いを命じた判決としては，いわゆるAVM（脳動静脈奇形）に関する，東京高裁平成11年5月31日判決，判例時報1733号p.37-50が有名である．
13) 医療過誤に関しては，上田和孝．実務医療過誤訴訟入門．民事法研究会；平成15年．p.42-74参照．
14) 医療過誤に関して，業務上過失致死傷罪の成立を認めた裁判例として，いわゆ

る埼玉大学抗がん剤誤投与事件が有名である。50の医療事故・判例の教訓 日常診療の落とし穴．東京：日経BP社；2004．p.250-253．参照。それ以外に業務上過失致死傷罪が成立した裁判例を紹介した文献として，吉田謙一．事例に学ぶ法医学・医事法（第3版）東京：有斐閣；2010．p.280-292。

15) 医師法第21条の異状死体の届出義務の範囲に関しては，医療会と社会との間に必ずしも合意が成立しているとはいえないのが現状である。届出義務の範囲に関しては，日本法医学学会が，平成6年および平成14年9月にガイドラインを発表している（http://www.jslm.jp/public/guidelines.html）が，その内容について必ずしも司法会からの支持が得らえていない状況にある。死因究明推進法（平成24年法律第33号，平成24年9月21日施行）および警察等が取り扱う死体の死因又は身元の調査等に関する法律（平成24年6月22日法律第34号，平成25年4月1日施行）に基づいて，診療関連死につき解剖等の方法によりその死因を究明することにより，これらの問題について，医療会と司法会および社会とが合意に向かうことを期待するばかりである。なお，事故調査委員会に関する規定を新設した改正医療法では，附則第2条で，2年以内をめどに，医師法第21条の異状死体の届出義務と，予期しない診療関連死の医療事故調査支援センターへの報告義務との関係を整理するとしている。

16) 医事法学会の活動は，毎年『年報 医事法学』（日本評論社刊）にまとめられている。最新号の第29巻（2014年）は，「シンポジウム/医療事故調査のあり方－（院内）事故調査の意義と限界」等の学会企画について多くの論稿がまとめられている。

17) 法医学の定義および学問的概要に関しては，石津・高津監修，池田・鈴木編，標準法医学（第7版）．東京：医学書院；2013．p.1参照。

18) 日本救急医学会の専門医制度，指導医制度に関しては，同学会のHP参照。
http://www.jaam.jp/index.htm

19) 日本救急医学会HPより。
http://www.jaam.jp/html/shisetsu/qq-center.htm

20) 日本DMAT活動要領に関しては，DMAT事務局HP参照。
http://www.dmat.jp/katsudou.pdf

21) 日本集中治療学会HP参照。
http://www.jsicm.org/guide.html

22) 日本集中治療学会HPより。
http://www.jsicm.org/ICU-kijun.html

23) 診療点数早見表．医科（2014年4月版）．東京：医学通信社；2014．p.142-149．

24) 日本救急医学会，日本集中治療医学会，日本循環器学会による「救急・集中治療における終末期医療に関するガイドライン～3学会からの提言～」（平成26年11月4日）．
http://www.jsicm.org/3gkkai_teigen1411.html
厚生労働省「終末期医療の決定プロセスに関するガイドライン」（平成19年5月）

等.
http://www.mhlm.go.jp/shingi/2007/05/dl/s521-119.pdf

25) 東海大学事件判決,横浜地方裁判所平成7年3月28日判決,判例時報1530号 p.28は,安楽死の要件として,①患者に耐えがたい激しい肉体的苦痛が存在すること,②患者について死が避けられず,かつ死期が迫っていること,③患者の意思表示（推定可）の3つを挙げる。さらに,積極的安楽死が容認される要件として,①患者が耐えがたい肉体的苦痛に苦しんでいること,②患者は死が避けられず,その死期が迫っていること,③患者の肉体的苦痛を除去・緩和するために方法を尽くし他に代替手段がないこと,④生命の短縮を承諾する患者の明示の意思表示があること,の4つを挙げる。しかし,この4要件は厳格に過ぎ,今日までのところこの4要件が充足されて積極的安楽死が実行に移された例は報告されておらず,医療現場からは,この4要件は非現実的ではないかとの声が上がっている。

(旗手　俊彦)

第3章

守秘義務（個人情報保護）

はじめに

　患者の秘密を守ることは、医師の職業倫理であり法的義務である。伝統的に、守秘義務は絶対的な義務と考えられてきたが、現代では例外も認められている。また近年では、患者の診療情報の扱いが、個人情報の保護という観点から、見直されている。守秘義務と診療情報の適切な取扱いについては、原則と例外があり、医療者はこれらを十分に理解しておく必要がある。

1　守秘義務と個人情報保護の理論

1) 守秘義務の倫理と法律

　守秘義務とは、業務上知った個人に関する秘密を保持する義務である。「秘密」とは、「他人に知られることが本人の不利益になる客観的事実であって本人が公にすることを望まないものであり、少数者にしか知られていないものをいう」[1]。診療において医師が知る患者に関する情報は、秘密に該当するものが多い。秘密が第三者に漏れることによって、患者が不利益を受けたり、名誉を傷つけられたりすることがある。また、患者が適切な医療を受けるためにも、医師が患者の秘密を守ることが必要である。その理由は、三つにまとめられる[2]。第一に、医師が秘密を守ってくれるという信頼をもてなければ、患者は既往歴、家族歴、成育歴、現病歴、生活情報などについて全面的で率直な情報提供をしなくなる。患者が十分な情報を提供しなければ、医師は正確な診断をつけたり、最善の治療を進めたりすることができない。したがって、医師が秘密を守ることは、患者に利益をもたらし、公衆衛生の増進に寄与するのである。第二に、患者の秘密を守ることは、患者の自律性とプライバシーの権利を尊重することである。自律的な個人は、自ら選択した計画に従って行動する自由をもつ。プライバシーの権利には、このような

自己決定権だけでなく、自己の人格的情報に誰がアクセスできるかを決める権利も含まれる。第三に、秘密を守ってもらいたいという患者の期待に応えることは、患者に対して忠実であることである。これらの理由から、伝統的に守秘義務は、医師の職業倫理のなかでも特に重要な義務とみなされてきた。ヒポクラテスの誓い以来、現代に至るまで、医療関係の主要な宣言、倫理綱領には、守秘義務の規定が見いだされる。

　守秘義務は、法的義務でもある。刑法は、「医師、薬剤師、医薬品販売業者、助産師、弁護士、弁護人、公証人又はこれらの職にあった者が、正当な理由がないのに、その業務上取り扱ったことについて知り得た人の秘密を漏らしたときは、六月以下の懲役又は十万円以下の罰金に処する」（第134条）と規定している。刑法以外にも、精神保健及び精神障害者福祉に関する法律（第53条）、感染症の予防及び感染症の患者に対する医療に関する法律（第68条）〔以下、感染症法〕、臓器の移植に関する法律（第13条）などに守秘義務の規定がある。患者の守秘情報を正当な理由なく洩らした場合、医師は刑事罰の対象となるだけでなく、契約違反、プライバシー侵害を理由に民事上の損害賠償責任を負うことがある。

2） 守秘義務の例外

　倫理的義務としての守秘義務は、伝統的に、絶対的な義務であると考えられてきた。しかし、近年では一定の要件のもとで例外を許容する傾向にある。医師の職業倫理指針（改訂版）は、守秘義務を免除される場合を次のように説明している。「医師が患者情報についての守秘義務を免れるのは、患者本人が同意・承諾して守秘義務を免除した場合か、または患者の利益を守るよりもさらに高次の社会的・公共的な利益がある場合である」(2-(6))。同様に、患者の権利に関するWMAリスボン宣言も、「秘密情報は、患者が明確な同意を与えるか、あるいは法律に明確に規定されている場合に限り開示することができる」（原則8）と規定している。WMA医の国際倫理綱領も「医師は、守秘義務に関する患者の権利を尊重しなければならない。ただし、患者が同意した場合、または患者や他の者に対して現実に差し迫って危害が及ぶおそれがあり、守秘義務に違反しなければその危険を回避することができない場合は、機密情報を開示することは倫理にかなっている」と規定している。

　他方、法的守秘義務についても、一定の例外が許容されている。刑法第134条は、正当な理由がある場合、医師が秘密情報についての守秘義務を免れることを認めている。「正当な理由」とは、「守秘義務を破ることについて

正当化する理由がある場合をいう」[3]。このような場合は、三つに大別することができる。すなわち、法令行為等、第三者の利益を保護するための場合、本人の承諾がある場合である[4]。

a．法令行為等

　法令行為等とは、「法令上、秘密事項を告知する義務を負う場合」である[5]。例えば、感染症法（第12条）にもとづき、医師が患者の情報を保健所長に届け出なければならない場合である。また、「訴訟手続き上の証人として証言しなければならない場合」も法令行為等に該当するが、医師には証言拒否権（刑事訴訟法第149条）が認められており、証言を拒否することもできる。

b．第三者の利益を保護するための場合

　第三者の利益を保護するために、個人の秘密を漏らすことについては、「双方の利益を比較考慮することによって、その当否が決定される」、あるいは「緊急避難また社会的相当性を基準に違法性阻却を認めるべきである」などの考え方がある[6]。ただし、医療との関わりで、この問題を直接論じた文献は国内に見当たらない。海外の文献は、「第三者が深刻な危険に直面している場合」、医療者が守秘義務に違反することが正当化されると述べ、「危害が現実化する可能性および危害の大きさと機密保持の義務とを比較考量しなければならない」[7]と説明している。具体的には、HIV感染の事実を第三者（感染者のパートナー）に開示する場合、遺伝情報を第三者（家族）に開示する場合[8]、精神病患者による暴力の犠牲となる可能性が高い第三者に警告する場合[9]があげられている。

c．本人の承諾がある場合

　秘密の主体である患者本人が承諾した場合、医師は秘密保持の義務を免除される。このような例として、「交通外傷患者が保険金の受け取りの必要性から保険会社に同意書・委任状などを渡して診療記録の閲覧を認める場合」[10]などが考えられる。

3）個人情報の保護に関する法律

　2003年、個人の人格尊重の理念のもとに、個人情報の保護に関する法律（以下、個人情報保護法）が制定された。制定の背景は二つにまとめられる。第

一に、コンピュータやインターネットの普及により、個人情報の利用範囲が著しく拡大したこと、情報のデータベース化により、大量の情報が一挙に流出する危険性が高まったことがあげられる。第二に、「外圧」があげられる[11]。1995年、個人データ処理に係る個人の保護及び当該データの自由な移動に関する欧州議会及び理事会の指令（EU個人情報保護指令）が採択された。同指令は、「第三国が十分なレベルの保護措置を確保している場合に限って個人データの移転を行うことができる旨の制限を各国の国内法で定めるよう求めており」[12]、EU各国は法制度の整備を進めた。わが国も、「十分なレベルの保護」を確保するために、法制度の整備を行う必要に迫られた。こうして、2003年5月に個人情報保護法が公布され、2004年4月に全面施行された。

個人情報保護法は、民間の事業者における個人情報の取扱いのルールを定めたものである。だが、取り扱われる個人情報の内容、性質、利用方法は事業分野ごとに異なるため、事業分野の実情に応じたガイドラインが策定された。医療・介護分野については、医療・介護関係事業者における個人情報の適切な取扱いのためのガイドライン（以下、ガイドライン）が定められた。ガイドラインは、医療機関における「個人情報の適正な取り扱いが確保されるよう、遵守すべき事項及び遵守することが望ましい事項をできるだけ具体的に示して」いる。したがって、医療従事者が、診療情報の適切な取扱いについて知るためには、ガイドラインとガイドラインQ&A（事例集）を参照することが有益である[13]。

4） 医療分野における個人情報の適切な取扱い

個人情報とは、「生存する個人に関する情報であって、当該情報に含まれる氏名、生年月日その他の記述等により特定の個人を識別することができるもの（他の情報と容易に照合することができ、それにより特定の個人を識別することができることとなるものを含む。）をいう」（個人情報保護法 第2条第1項）。ガイドラインは、「死者に関する情報が、同時に、遺族等の生存する個人に関する情報でもある場合には、当該生存する個人に関する情報となる」と補足している。また、「診療録等の形態に整理されていない場合でも個人情報に該当する」と述べ、具体例として、診療録、処方せん、手術記録、助産録、看護記録、検査所見記録、エックス線写真、紹介状、退院した患者に係る入院期間中の診療経過の要約、調剤録等をあげている。個人情報を扱う医療・介護関係事業者の義務等を、ガイドラインは、10項目に整理して

いる[14]）。以下では、医療機関の内部での個人情報の利用と、外部への提供（第三者提供）について解説する。

a．個人情報の医療機関内部での利用

　個人情報保護法は、法の目的を「個人情報の有用性に配慮しつつ、個人の権利利益を保護することを目的とする」（第1条）と規定している。つまり、「個人情報の保護と利用のバランスをとれ」[15]ということである。バランスをとるための方策として、事業者の内部利用については、「通知公表ルール」が採用されている。通知公表ルールとは、「目的を特定しそれを通知公表している限り個人の同意は不要とする」[16]というルールである。

　ガイドラインは、医療機関内部での利用について、「医療・介護関係事業者は、あらかじめ本人の同意を得ないで、特定された利用目的の達成に必要な範囲を超えて個人情報を取り扱ってはならない」と説明している。利用目的を特定し通知公表する方法として、「通常必要と考えられる個人情報の利用範囲を施設内への掲示（院内掲示）により明らかにしておき、患者側から特段明確な反対・留保の意思表示がない場合には、これらの範囲内での個人情報の利用について同意が得られているものと考えられる」と説明している。

b．個人情報の外部への提供

　個人情報の第三者提供について、個人情報保護法は、「オプト・イン・同意ルール」を原則としている。オプト・イン・同意ルールとは、「予め当該個人の同意を得ない限り、情報の利用・提供ができないとするもの」[17]である。ガイドラインは、「医療・介護関係事業者は、あらかじめ本人の同意を得ないで、個人データを第三者に提供してはならない」と説明し、本人の同意を得る必要がある場合として、民間保険会社からの照会、職場からの照会、学校からの照会、マーケティング等を目的とする会社等からの照会を例示している。

c．利用目的による制限と第三者提供の制限の例外

　個人情報保護法は、利用目的による制限と第三者提供の制限を事業者に課している。したがって、あらかじめ特定され通知公表された目的以外で個人情報を利用したり、個人データを第三者に提供したりする場合には、原則として本人の同意を得なければならない。しかし、本人の同意を得なくても利用したり第三者に提供したりすることが許される例外を認めている。それは、

「一.法令に基づく場合。二.人の生命、身体又は財産の保護のために必要がある場合であって、本人の同意を得ることが困難であるとき。三.公衆衛生の向上又は児童の健全な育成の推進のために特に必要がある場合であって、本人の同意を得ることが困難であるとき。四.国の機関若しくは地方公共団体又はその委託を受けた者が法令の定める事務を遂行することに対して協力する必要がある場合であって、本人の同意を得ることにより当該事務の遂行に支障を及ぼすおそれがあるとき」である。

ガイドラインは、これらの場合を例示している。「二.人の生命、身体又は財産の保護のために必要がある場合であって本人の同意を得ることが困難であるとき」の例として、「意識不明で身元不明の患者について、関係機関へ照会したり、家族又は関係者等からの安否確認に対して必要な情報提供を行う場合。意識不明の患者の病状や重度の認知症の高齢者の状況を家族等に説明する場合。大規模災害等で医療機関に非常に多数の傷病者が一時に搬送され、家族等からの問い合わせに迅速に対応するためには、本人の同意を得るための作業を行うことが著しく不合理である場合」が示されている。

2 救急医療と守秘義務・個人情報保護

救急医療の実践において、守秘義務や診療情報の取扱いが問題になる場合を解説する。守秘義務の例外、個人情報の第三者提供の例外を中心に解説する。

1) 守秘義務の例外

a. 各種の届け出と通報

「法令行為等」の解説（1-2)-a.）で述べたように、法律が医師に届出等の義務を課している場合がある。感染症法以外にも、児童虐待の防止等に関する法律〔以下、児童虐待防止法〕、配偶者からの暴力の防止及び被害者の保護等に関する法律〔以下、DV防止法〕、高齢者虐待の防止、高齢者の養護者に対する支援等に関する法律〔以下、高齢者虐待防止法〕、麻薬及び向精神薬取締法が、医師に対して通報や届出の義務を課している。

児童虐待防止法は、「児童虐待を受けたと思われる児童を発見した者は、速やかに、これを市町村、都道府県の設置する福祉事務所若しくは児童相談所又は児童委員を介して市町村、都道府県の設置する福祉事務所若しくは児

童相談所に通告しなければならない」（第6条）として、発見者に通告義務を課している。通告義務と守秘義務の関係については、「刑法（明治四十年法律第四十五号）の秘密漏示罪の規定その他の守秘義務に関する法律の規定は、第一項の規定による通告をする義務の遵守を妨げるものと解釈してはならない」（同条第2項）と述べ、通告する医師等が守秘義務を免れることを認めている。同様な規定は、DV防止法（第6条）、高齢者虐待防止法（第7条）にも見られる。

　麻薬及び向精神薬取締法は、「医師は、診察の結果受診者が麻薬中毒者であると診断したときは、すみやかに、その者の氏名、住所、年齢、性別その他厚生労働省令で定める事項をその者の居住地（居住地がないか、又は居住地が明らかでない者については、現在地とする。以下この章において同じ。）の都道府県知事に届け出なければならない」（第58条の2）と規定している。ただし、このような届出は、「あくまで都道府県知事に対して患者の届出をするのであって、犯罪者として警察へ届け出るものではないことに注意が必要である」[18]。警察官に通報しないからといって、医師が罰せられるわけではない。逆に、通報した場合には、守秘義務違反を問われる可能性もある。医師による警察官への通報行為が守秘義務違反になるかどうかを直接論じた文献はないが、この問題は、「司法作用（犯罪の検挙、治安維持）と守秘義務（プライバシー保護、業務の信頼保護）との調和をどのように図るかという問題に帰着できるように思われる」[19]。

　覚せい剤使用については、警察官への通報が医師の守秘義務違反にならないと判じた判例がある[20]。これは、治療の目的で救急患者から尿を採取し薬物検査を行った結果、覚せい剤反応が出たので、医師が警察官に通報したという事案である。この判例は、「治療の目的による必要な診療の過程で、患者が違法薬物を使用していることを知った場合」に、「医師による警察官への通報を許容したものであり（通報を義務付けるものではない）」[21]と解釈されている。したがって、警察への通報を無制限に認めたものではない。ちなみに、覚せい剤取締法は、覚せい剤中毒者の氏名等を都道府県知事に届出ることを医師に義務付けていない。

b．裁判所での証言

　訴訟手続き上の証人として証言しなければならない場合も、法令行為等に該当する。しかし、医師には、患者の秘密について証言拒否権が保障されている（刑事訴訟法第149条、民事訴訟法第197条）。証言拒否権を行使しな

で、医師が患者の秘密について証言した場合、守秘義務違反になるかについては見解が分かれている[22]。

c．警察による押収

「救急医療機関には、犯罪や交通事故、労災事故、災害被害者の患者などが搬送されることが多く、犯罪捜査や事故処理の目的で、警察から患者に関する情報や医学的判断、患者の血液や尿などの提出を求められることがすくなくない」[23]。このような場合、警察の犯罪捜査に協力することが守秘義務違反になるのかという問題がある。

医師には、患者の秘密に関するものの押収を拒否する権利が保障されている。押収拒否権は、医業に対する社会の信頼を保護するために、医師に保障されている権利である。刑事訴訟法は、「医師、歯科医師、助産師、看護師、弁護士（外国法事務弁護士を含む。）、弁理士、公証人、宗教の職に在る者又はこれらの職に在つた者は、業務上委託を受けたため、保管し、又は所持する物で他人の秘密に関するものについては、押収を拒むことができる。但し、本人が承諾した場合、押収の拒絶が被告人のためのみにする権利の濫用と認められる場合（被告人が本人である場合を除く。）その他裁判所の規則で定める事由がある場合は、この限りでない」（第105条）と規定している。もしもこのような権利を放棄して、提供に応ずるのであれば、患者もしくは患者家族から承諾を受けなければならない。

d．各種の照会

検察官、検察事務官、司法警察職員は、捜査のために、医療機関に「照会して必要な事項の報告を求めることができる」（刑事訴訟法第197条第2項）。弁護士も、所属する弁護士会を通して、医療機関に必要な事項の報告を求めることができる（弁護士法第23条の2）。裁判所も、「調査嘱託」（民事訴訟法第186条）、「送付嘱託」（同第226条）を行うことができる。

しかし、これらの求めに応じて回答することは、医師に義務付けられていない。守秘義務を負う医師としては、回答を拒否することができる[24]。回答した場合、内容によっては（患者の病名などを知らせる、あるいは診療録の写しを送るなど）、守秘義務違反となり、民事上の損害賠償の対象となるおそれがある。医師の職業倫理指針（改訂版）は、「捜査協力が「正当な事由」になる場合もありうるので、一律に拒否、一律に協力という態度はとるべきではない。質問内容、捜査の必要性との関係などに応じて、是々非々の対応

をすることが望ましい」[25]と助言している。また、捜査協力に応ずるかどうかという点は、守秘義務だけでなく、診療情報の適切な取り扱いにも関連してくる。これについては後述する。

　保険会社など第三者が、医療機関に対して、患者の治療結果等に関して照会してくる場合がある。保険会社が患者本人から取得した「同意書」を提示した場合には、医師が保険会社に情報を提供したとしても、守秘義務違反にはならない。患者の承諾なしに、患者の診断名や予後の情報を提供した場合には、守秘義務違反になる。情報を提供するならば、医師は、同意書や提供する情報の内容について本人の意思を確認する必要がある。これは、同意書に署名した後に、患者本人の考えが変わっている場合もありえるからであり、患者の同意書が真正なものでない場合も考えられるからである。また、電話による問い合わせには、相手が本当に家族であるかどうかを確かめる手段がないため、回答すべきではない。

2）第三者提供の例外

　個人情報保護法においては、個人データを第三者に提供する場合、あらかじめ本人の同意を得ることを原則としている。しかし、警察や検察等捜査機関からの照会に対して回答すること、家族に患者の病状等の説明すること、未成年者の病状等について家族に説明すること、自殺未遂者の個人情報を関係機関に提供することは、「第三者提供の制限の例外」に該当する。このような例外を、ガイドラインの「一．法令に基づく場合」、「二．人の生命、身体又は財産の保護のために必要がある場合であって、本人の同意を得ることが困難であるとき」と対応させながら解説する。

a．法令に基づく場合

　警察や検察等捜査機関からの照会や事情聴取があった場合、これらに応ずることは、「第三者提供の制限の例外」の一つである「一．法令に基づく場合」に該当する。ガイドラインQ&Aは、警察や検察等による刑事訴訟法に基づく照会や任意捜査について、「これらへの協力は任意であるものの、法令上の具体的な根拠に基づいて行われるものであり、いずれも第三者提供の制限の例外である個人情報保護法第23条第1項第1号の「法令に基づく場合」に該当すると解されています」（A5-24）と説明している。さらに、患者本人の同意を得ずに回答したとても、個人情報保護法違反にはならないと説明している（A5-25）。

これに関連して、警察が、災害発生時等に、負傷者の住所、氏名や傷の程度等を「公共の安全と秩序の維持の観点から」照会してきた場合も、第三者提供の制限の例外に該当する。これは、「四．国の機関若しくは地方公共団体又はその委託を受けた者が法令の定める事務を遂行することに対して協力する必要がある場合であって、本人の同意を得ることにより当該事務の遂行に支障を及ぼすおそれがあるとき」に該当するとみなされる（A5-24）。

　ただし、提供する情報の内容によっては、（個人情報保護法上は許容されても）守秘義務違反になるおそれがある。ガイドラインQ&Aは、「求められた以外の情報を提供した場合には、損害賠償を請求されるおそれも否定できません。照会や事情聴取に応じ警察や検察等捜査機関に対し個人情報を提供する場合には、当該情報提供を求めた捜査官の役職、氏名を確認するとともに、その求めに応じ提供したことを後日説明できるようにしておくことが必要と思われます」（A5-25）と助言している。

b．本人又は家族等の生命、身体又は財産の保護のために必要であると判断する場合

　家族への病状等の説明、未成年者の病状等についての家族への説明、自殺未遂者に関する個人情報の提供は、「二．人の生命、身体又は財産の保護のために必要がある場合であって、本人の同意を得ることが困難であるとき」に該当する。

　ガイドラインは、家族等への病状等の説明について、「病態によっては、治療等を進めるに当たり、本人だけでなく家族等の同意を得る必要がある場合もある」と説明している。家族への病状説明は、「患者（利用者）への医療（介護）の提供に必要な利用目的」と考えられるが、家族など「本人以外の者に病状説明を行う場合は、本人に対し、あらかじめ病状説明を行う家族等の対象者を確認し、同意を得ることが望ましい」と助言している。この場合、「本人から申出がある場合は、治療の実施等に支障の生じない範囲において、現実に患者（利用者）の世話をしている親族及びこれに準ずる者を説明を行う対象に加えたり、家族の特定の人を限定するなどの取扱いとすることができる」（ガイドライン．p.8）と補足している。

　救急医療において、意識不明の患者の病状や重度の認知症の高齢者の状況を家族に説明しなければならないことがある。このような場合、本人の同意を得ずに、家族に情報を提供することが許される。ただし、「医療機関は、患者本人の家族であることを確認した上で、治療等を行うに当たり必要な範

囲で、情報提供を行うとともに、本人の過去の病歴、治療歴等について情報の取得を行う。本人の意識が回復した際には、速やかに、提供及び取得した個人情報の内容とその相手について本人に説明するとともに、本人からの申出があった場合、取得した個人情報の内容の訂正等、病状の説明を行う家族等の対象者の変更等を行う」（ガイドライン．p.8）。

　未成年の患者を診療した場合、患者から、妊娠、薬物の乱用、自殺未遂等に関して親に秘密にしてほしい旨の依頼を受ける場合がある。ガイドラインＱ＆Ａは「患者本人が、家族等へ病状等の説明をしないよう求められた場合であっても、医師が、本人又は家族等の生命、身体又は財産の保護のために必要であると判断する場合であれば、（第三者である）家族等へ説明することは可能です（個人情報保護法第23条第1項第2号に該当）」（A5-3）と説明している。

　自殺未遂者が救命救急センターに搬送された際に、自殺未遂者の再度の自殺を防ぐため、救命救急センターから関係機関等に自殺未遂者の個人情報を提供する場合が考えられる。ガイドラインＱ＆Ａは、「本人の同意があれば、関係機関等へ情報提供して差し支えありませんが、本人の同意がない場合であっても、再度自殺をする蓋然性が極めて高いなど生命の保護のために必要であって、本人の同意を得ることが困難である場合（本人に同意を求めても同意しない場合、本人に同意を求めること自体が困難な場合など）には、関係機関等へ情報提供しても差し支えありません。ただし、必要とされる情報の範囲に限って提供しなければなりません」（A5-29）と説明している。

まとめ

　守秘義務と診療情報の適切な取り扱いに関して、理論と実践を解説した。救急医療の現場で、患者の個人情報や診療情報の開示を求められる場合は多種多様である。医療者が判断に迷うことも多いと思われる。医療者は、原則と例外の十分な理解をもとに慎重な判断を求められる。

【注・文献】
1) 手嶋豊．医事法入門．東京：有斐閣；2005．p.52.
2) Beauchamp TL, Childress JF. Principles of biomedical ethics. 7th ed. New York：Oxford University Press；2013. pp.319-321. Hope T, Savulescu J, Hedrick J. Medical ethics and law：the core curriculum. 2nd ed. Churchill livingstone；2008. pp.95-96. Jonsen AR, Siegler M, Winslade WJ. Clinical ethics：a practical approach to ethical decisions in clinical medicine. 5th ed. Mc-

Graw-Hill；2002. p.158.
3) 手嶋豊. 前掲書. p.53.
4) 大塚仁, 中山善房, 古田佑紀, 河上和雄編. 大コンメンタール刑法（第三版第7巻）. 東京：青林書院；2014年. pp.371-374.
5) 大塚仁, 中山善房, 古田佑紀, 河上和雄編. 前掲書. p.371.
6) 大塚仁, 中山善房, 古田佑紀, 河上和雄編. 前掲書. p.373.
7) Beauchamp TL, Childress JF. ibid. p.321.
8) Beauchamp TL, Childress JF. ibid. pp.321-324.
9) Lo B. ibid. p.41. 精神病患者による暴力の事案として，米国のタラソフ事件がしばしば引用される。タラソフ事件は，妄想型統合失調症の患者がある女性を殺害すると予告していたにも関わらず，心理療法士は守秘義務を理由に，彼女および彼女の両親に危険を警告せず，女性は殺害されたという事案である。1976年，カリフォルニア州最高裁判所は「加害行為のおそれのある患者の治療に当たる精神科医等は，警告など第三者を保護するために必要な合理的な措置を取ることが義務づけられる場合がある」という判決を下した。
Tarasoff v. Regents of the University of California 17 Cal. 3d. p.425, 551. 2d. p.334, 131. Cal. Rpyr. 14 (1976). 第三者保護義務. 英米判例百選（第3版）. 別冊ジュリスト139号：p.195.
10) 日本医師会. 医師の職業倫理指針（改訂版）―平成20年6月―. 東京：日本医師会；2008年. p.10.
11) 樋口範雄. 医療と法を考える―救急車と正義. 東京：有斐閣；2007. p.186.
12) 樋口範雄. 前掲書. p.187.
13) 医療・介護関係事業者における個人情報の適切な取扱いのためのガイドライン（平成16年12月24日通知，平成18年4月21日改正，平成22年9月17日改正），「医療・介護関係事業者における個人情報の適切な取扱いのためのガイドライン」に関するＱ＆Ａ（事例集）. http://www.mhlw.go.jp/stf/seisakunitsuite/bunya/0000027272.html（最終アクセス：2015年11月15日）。個人情報保護法の概要については，前田正一. 医療・介護 個人情報保護法. 京都：金芳堂；2006. を参照されたい。
14) 10項目は以下の通り（括弧内は，個人情報保護法の対応する条項）。①利用目的の特定等（法第15条，第16条），②利用目的の通知等（法第18条），③個人情報の適正な取得，個人データの正確性の確保（法第17条，第19条），④安全管理措置，従業者の監督及び委託先の監督（法第20条～第22条），⑤個人データの第三者提供（法第23条），⑥保有個人データに関する事項の公表等（法第24条），⑦本人からの求めによる保有個人データの開示（法第25条），⑧訂正及び利用停止（法第26条，第27条），⑨開示等の求めに応じる手続及び手数料（法第29条，第30条），⑩理由の説明，苦情対応（法第28条，第31条）.
15) 樋口範雄. 医療と法を考える―救急車と正義. 東京：有斐閣；2007. p.190.
16) 樋口範雄. 前掲書. p.191.

17）樋口範雄．前掲書．p. 191.
18）日本救急医学会．標準救急医学（第5版）．東京：医学書院；2014. p. 24.
19）ジュリスト（No.1308）2006.3.15. p. 203.
20）最高裁平成17年7月19日第一小法廷決定。医師の職業倫理指針〔改訂版〕は、「患者の利益を守るよりもさらに高次の社会的・公共的な利益がある場合」、医師は守秘義務を免れると説明し、「近時の最高裁判例には、患者の尿中に覚せい剤反応が出たことを警察に通報した行為は違法ではないとしたものもある」と述べている。
21）ジュリスト（No.1308）2006.3.15. p. 204.
22）大塚仁，中山善房，古田佑紀，河上和雄編．前掲書．p. 372.
23）日本救急医学会．前掲書．p. 24.
24）日本医師会．医師の職業倫理指針（改訂版）．p. 10.
25）日本医師会．医師の職業倫理指針（改訂版）．p. 11.

【参考文献】

堤晴彦．初療において直面する諸問題．有賀誠，手島豊．救急医療（シリーズ生命倫理学第10巻）．東京：丸善出版；2013. pp. 16-37.
前田正一．医療・介護 個人情報保護法．京都：金芳堂；2006.

（奈良　雅俊）

第4章 インフォームド・コンセント

はじめに

　臨床医療に関わる過去の民事裁判例を概観すると[1]、特にこの数十年では、診断や手技に関する過失だけではなく、説明義務違反等、インフォームド・コンセントに関する過失についても争点になっていることがわかる。

　その背景には、法学界での議論の展開など、様々な事情があるものと思われるが、これまで以上に、重大な危険を伴う医療行為が存在するようになってきたことや、医療技術の進歩によって、これまで以上に、疾患の治療法がひとつではなく複数存在するようになってきたことも、事情のひとつとしてあげることができるであろう。

　インフォームド・コンセントという言葉は、今日では、法との関係だけではなく、医療従事者と患者との対話の問題との関係など、様々な側面から使用されるようになっているが、本章では、法、特に民事法との関係から、インフォームド・コンセントについて基本的事項を記述する[2]。また、その際、本書の読者の多くが医療従事者であると思われることから、医療現場での実践のあり方についても、一定の紙幅を割き、記述する。

1 インフォームド・コンセントとその法理

　インフォームド・コンセントとは、医療行為を行おうとする際、医療従事者が患者へ、事前に、予定している医療行為の目的等、一定の事項について説明をし、患者が当該医療の実施について同意を与えることを意味する。

　インフォームド・コンセントは、今日、法理として定着している。このため、医療従事者は、医療行為を行う際、患者からインフォームド・コンセントを得ていなければならず、それを得ないで医療行為を行えば、診断や手技に過失がない場合でも、当該医療従事者（やその使用者）には、損害賠償責

任が生じる。この法理の基礎となる理念は、端的にいえば、患者の自己決定権の尊重である。

　なお、インフォームド・コンセントという言葉は、もともとは、上記のように、それを得ないで医療行為を行えば、医療従事者等に損害賠償責任が生じることを意味する、民法上の要件（説明要件、同意要件）を指す。しかし、今日では、冒頭で示したように、医療従事者と患者の間のコミュニケーションの問題との関係など、法との関係以外でも使用されるようになっている。したがって、その言葉の意味は、使用される場面で異なる可能性があるため、注意を要する。

2　インフォームド・コンセントに関する民事訴訟

　臨床医療に関わる民事訴訟は、患者の生命や身体に有害事象が生じている、もしくは患者がそのように考えている場合にのみ提起されるわけではない。例えば、同意なく輸血がなされたとして、患者側が、自己決定権の侵害等を問題にして、民事訴訟を提起する場合など、生命や身体に有害事象が生じていない場合でも、提起される可能性がある。しかし、基本的には、臨床医療に関わる民事訴訟は、有害事象が生じている場合、もしくは、生じていると患者側が考えている場合に提起される。

　生命や身体に有害事象が生じ民事訴訟を提起する場合、患者側は、第一には、医療従事者の診断や手技等の行為に着目し、医療側に過失があったことを主張する。例えば、「行われた手技に過失があり、それによって、有害事象が発生した」というように、である。しかし、特にこの数十年では、患者側は、診断や手技に関する過失だけではなく、説明義務違反等、インフォームド・コンセントに関する過失も同時に主張することが多い。例えば、「行われた手技に過失があり、それによって、有害事象が発生した。仮に手技に過失がなかったとしても、当該医療を行うにあたり、インフォームド・コンセントが成立していなかった」というように、である。

　そして、インフォームド・コンセントに関する過失を問題にする場合、患者側は、多くの場合、上記の「説明」と「同意」のうち、前者の説明に着目して、医療側に過失があったと主張している。例えば、「医療側の行った説明には過失があった。過失なく説明がなされていれば、当該医療行為の実施には同意をしなかった。同意をしない以上、当該医療行為は行われることが

ないのであるから、このような有害事象は生じなかった」というように、である。

3 実際にインフォームド・コンセントを得なければならない行為

　上記からわかるように、患者が医療機関を受診し、患者と医療機関との間に診療契約が成立しても、その後のすべての医療行為を医療従事者の裁量によって行ってよいわけではない。上記のように、医療従事者は、医療契約を締結した後も、基本的には、患者からインフォームド・コンセントを取得しなければ、医療行為を行うことができない。

　実際にインフォームド・コンセントを取得しなければならない行為は、すべての医療行為ではない。ある程度の危険を伴う医療行為や、当初の予定を超える医療行為である。したがって、例えば、診察時に患者に聴診器をあてる行為は、特別な医療行為ではなく、しかも危険を伴う行為ではないため、実際にはインフォームド・コンセントを得る必要はない。これらの医療行為については、患者が黙示に同意を与えていると考えるのである。

　なお、実際にインフォームド・コンセントを得る行為や、説明・同意文書を用いてインフォームド・コンセントを得る行為については、その必要性につき現場の医療従事者が判断に苦慮することがある。このため、実務上は、これらにつき、医療機関として、あらかじめ一定の方針を備えておくことが重要であるといえる。例えば、説明・同意文書を用いてインフォームド・コンセントを得る行為について、具体的な方針を定めている医療機関があり、その中には、患者向けパンフレット等の中でその方針を明示している医療機関もある。

4 インフォームド・コンセントの成立要素

　インフォームド・コンセントの成立要素は、表1に示す4つである。

1) 同意能力

　同意能力とは、医療従事者によって行われる、次項2) で示す説明や、4) a．

表1　インフォームド・コンセントの成立要素

① 患者に同意能力があること
② 患者へ十分な説明がなされること
③ 患者が説明を理解すること
④ 患者が同意すること

で示すインフォームド・コンセントの効果を理解することができ、その上で医療を受けるか否かを、自分の価値観に照らして理性的に判断することができる能力である。

　医療行為は、その性格の点からしても、複雑性の点からしても、目的の点からしても、一様ではない。このため、次項2）で示す説明についても、一人の患者でありながら、ある医療行為については、なされた説明を理解することができるが、別の医療行為については、理解することができないということがありうる。このため、一人の患者であっても、医療行為の性格や内容、目的によって、同意能力を認めることができる場合と、認めることができない場合があることに注意を要する。本稿では記述を割愛するが、例えば、患者年齢との関係でも、輸血や手術等、各種医療行為に対する同意能力について、具体的な年齢が検討されたりするところである。

a．未成年者等の同意能力

　未成年者についても、上記の理解力・判断力がある限り、同意能力が認められると考えられている。精神障害者、知的障害者についても同様である。
　この点について、例えば、札幌ロボトミー事件札幌地方裁判所昭和53年9月29日判決は、「かかる承諾は患者本人において自己の状態、当該医療行為の意義・内容、及びそれに伴う危険性の程度につき認識し得る程度の能力を具えている状況にないときは格別、かかる程度の能力を有する以上、本人の承諾を要するものと解するのが相当である。従って精神障害者或いは未成年者であっても、右能力を有する以上、その本人の承諾を要するものといわなければならない。とりわけロボトミーのように手術がその適応性ないしは必要性において医学上の見解が分かれており、また、重大な副作用を伴うべきものである場合には手術を受けるか否かについての患者の意志が一層尊重されなければならない。また、ロボトミーについては、その性格上、精神衛生法第33条による入院の同意手続を経ていてもこれで足りるものではなく、その手術につき個別的に患者の承諾を要するものというのが相当である。」

と述べている。

　未成年者や精神障害者、知的障害者については、同意能力があるか否かの判断が難しい場合がある。高齢者等についても同様の場合があろう。このため、実務上は、より適正に判断するために、左記の判断を複数の医療従事者で行い、その過程を記録に残しておくことも意味がある。

　なお、言及するまでもないが、患者に同意能力がある場合には、医療従事者は、医療行為を行う際、患者からインフォームド・コンセントを得なければならない。患者の自己決定権の尊重という考え方に照らせば、患者に同意能力があるにも関わらず、家族等からインフォームド・コンセントを得たり、患者に同意能力があるかどうか疑わしい場合に、同意能力の判断を十分に行わず、家族等からインフォームド・コンセントを得たりすることは、避けなければならない。

b．代諾と代諾者

　患者に同意能力がない場合、その者による同意には効力がない。したがって、医療従事者は、医療行為をする際には、基本的には、家族等、患者以外の者（代諾者）による代諾を要すると考えられている。

　代諾については、実際には誰がどのような法的根拠に基づいて代諾者になりうるか、検討が必要である。また、代諾者は、どのような基準で同意・不同意の決定を下すべきか、この点についての検討が必要である。ここでは、患者を成人と小児に大別して、簡潔に記述する。

①患者が成人の場合

　患者が成人の場合、患者の自己決定権の尊重という観点から、患者に同意能力があれば下すであろう結果を判断できる者を代諾者とするべきである。この考え方からは、代諾者を、家族やその他の親族に限定する必要はない。例えば、親友や婚外のパートナーなども、候補者になりうることになる。ただし、代諾者の対象範囲が広い場合には、医療従事者は、代諾者の選定に苦慮する。このため、実際には、同居の親族（特別の場合には、その他の親族）の中から、上記の者を定めていれば、合理的な努力を尽くしていると考えられる。

　なお、代諾者は、代諾にあたっては、代諾者自身の考え方に基づいて判断をするのではなく、自己決定権の尊重という観点から、仮に患者に同意能力があればどのような結論を出すか、という視点から、判断しなければならない。

②患者が小児の場合

患者が小児の場合、代諾者は、通常は、患者の親である。親は子に対する親権を有しているからであり、また親は、患者が自分の子であるため、他の誰より、当該患者の最善の利益を図った判断ができると考えられるからである。

なお、小児は、成人の場合とは異なり、これまでに、自身の医療のあり方について検討する能力を備えたことがない。このため、代諾者は、代諾にあたっては、患者の最善の利益を図って、結論を出さなければならないと言える（小児といっても、年齢や知的能力は一葉ではない。このため、実際には、詳細な検討が必要である）。

c．代諾者がいない場合

医療現場では、患者に身寄りがない場合など、代諾者と考えられる者がいない場合がある。この場合、医療従事者は、患者に対して、標準的な医療を実施することになる。

2) 説　明

説明義務は、医療の必要性・緊急性が乏しくなるほど大きくなる。また危険性の発生率・程度が高くなるほど大きくなる。実際には、インフォームド・コンセントを得る際、医療従事者は、どのような事項をどの程度説明すれば、説明義務を果たしたことになるか、難しい問題がある。

a．説明事項

日本の裁判所は、説明事項として、一般に、表2に示す事項をあげる。

なお、③に示す事項については、どの程度の重大性を持つ有害事象を説明するべきか、また、どの程度の頻度で生じる有害事象について説明するべきか、ということが検討課題となる。

④に示す事項については、代わりとして考えられる医療として、一般には、医療水準に到達している医療が、その対象となると考えてよいであろう。ただし、注意すべき最高裁判所の判決がある。乳がんの手術に当たり当時医療水準として未確立であった乳房温存療法についても、医師の知る範囲で説明すべき義務があるとした事例である。

最高裁判所平成13年11月27日判決は、「未確立の療法（術式）ではあっても、医師が説明義務を負うと解される場合があることも否定できない。少

表2　インフォームド・コンセントにおける説明事項

① 患者の病名・病態
② 予定している医療の目的、内容、必要性、有効性
③ 当該医療の実施によって生じる可能性のある有害事象・その発生率
④ 代わりとして考えられる医療と、その医療の実施によって生じる可能性のある有害事象・その発生率
⑤ 何も医療を施さなかった場合に考えられる結果

なくとも、当該療法（術式）が少なからぬ医療機関において実施されており、相当数の実施例があり、これを実施した医師の間で積極的な評価もされているものについては、患者が当該療法（術式）の適応である可能性があり、かつ、患者が当該療法（術式）の自己への適応の有無、実施可能性について強い関心を有していることを医師が知った場合などにおいては、たとえ医師自身が当該療法（術式）について消極的な評価をしており、自らはそれを実施する意思を有していないときであっても、なお、患者に対して、医師の知っている範囲で、当該療法（術式）の内容、適応可能性やそれを受けた場合の利害得失、当該療法（術式）を実施している医療機関の名称や所在などを説明すべき義務があるというべきである」と判示した。

つまり、この判決では、未確立な医療であっても、説明義務の範囲が及ぶ場合があることが示された。

b．説明義務違反と身体的損害・財産的損害との因果関係

医療従事者に説明義務違反が認められる場合でも、直ちに医療側に損害賠償責任が発生するわけではない。医療側に損害賠償責任が発生するのは、「過失ある説明がなされたから患者が当該医療の実施に同意した。このため、身体的損害・財産的損害が発生した」という関係が肯定される場合である。過失ある説明と発生した身体的損害・財産的損害との間に因果関係があることが必要である。すなわち、過失なく説明がなされていても患者が当該医療の実施に同意したといえる場合には、上記の因果関係は認められず、医療側に損害賠償責任は生じない。

ただし、わが国の裁判所は、説明に過失があれば、それが患者に身体的損害・財産的損害を発生させていない場合でも、精神的苦痛に着目し、医療側に対して、患者側への慰謝料の支払いを命じてきた。

3) 理 解

　患者は、医療従事者によって行われた説明を理解していなければ、実質的に、同意・不同意の決定を下すことができない。このため、医療従事者は、患者の理解が進むように、合理的な努力をする必要がある。

　この点から、実務上は、医療従事者が説明の仕方等に配慮することが重要になる。例えば、説明時には、専門用語や、略語、難解な用語の使用は、可能な限り、控えるべきである。また、説明文書の利用との関係でも、口頭のみで説明する場合と、説明文書を用いて説明する場合がある。患者は医療に素人であるため、口頭のみで説明する場合と比較すると、説明文書を用いて説明する場合のほうが患者の理解が深まると言える（Box 2）。そして、説明を行う際、医療従事者は、患者の理解の程度を確認しつつ、説明を続けることや、都度、患者に対して質問の機会を提供することも重要となろう。加えて、医療行為によっては、説明を行い同意を取得するまでの時間にも配慮することが重要である場合があろう。医療従事者が説明した直後に同意を取得すれば、患者は、その説明を理解せず、同意・不同意の決定を下さなければならない可能性がある。熟慮の機会を与えるべきとする裁判例[3]もみられる。

　なお、上記のように、医療従事者による説明を理解してはじめて、患者は、実質的に同意・不同意の決定を下すことができるが、医療従事者にとっては、患者が「実際に」理解しているかどうかを確認することは難しい。教室事例であるが、説明を受ける際に、説明を聞いていなければ、患者は、その内容を理解することができないのである。このため、医療従事者には、患者が実際に理解していることではなく、説明において合理的な努力をすることが求められることになる。

Box 1：チーム医療として手術が行われる場合の、総責任者の説明義務（最高裁判所平成20年4月24日判決）

　最高裁判所平成20年4月24日判決は、チーム医療として手術が行われる場合の、チーム医療の総責任者の説明義務について、次のように述べた。

　事案は、大動脈弁閉鎖不全のため大学病院に入院した患者が、大動脈弁置換手術を受けた翌日に死亡したというものである。本件手術はチーム医療により行われた。手術の総責任者は、複数いる執刀医のうちの一人であったが、その者は、患者に対して自ら説明しておらず、患者の主治医が手術の説明を行っていた。

　最高裁は、チーム医療の総責任者の説明義務について、「一般に、チーム医療として手術が行われる場合、チーム医療の総責任者は、条理上、患者やその家族に対し、手術の必要性、内容、危険性等についての説明が十分に行われるように配慮すべき義務を有するものというべきである。」としたうえで、「チーム医療の総責任者は、上記説明を常に自ら行わなければならないものではなく、手術に至るまで患者の診療に当たってきた主治医が上記説明をするのに十分な知識、経験を有している場合には、主治医に上記説明をゆだね、自らは必要に応じて主治医を指導、監督するにとどめることも許されるものと解される。」と判断した。また、主治医の説明が不十分であった場合の総責任者の法的責任について、「主治医の上記説明が不十分なものであったとしても、当該主治医が上記説明をするのに十分な知識、経験を有し、チーム医療の総責任者が必要に応じて当該主治医を指導、監督していた場合には、同総責任者は説明義務違反の不法行為責任を負わないというべきである。このことは、チーム医療の総責任者が手術の執刀者であったとしても、変わるところはない。」とした。

Box 2：説明文書（説明同意文書）とそのあり方[4]

　説明同意文書とは、周知の通り、インフォームド・コンセントにおいて、①医療従事者が説明を行ったこと、②その説明に基づいて患者が医療の実施に同意したこと、の二点が記載された文書である。特に、前者を説明文書といい、後者を同意文書という。

　説明文書を作成する際には、記載内容及び記載方式に注意を要する。

　記載内容については、基本的には、表2に示した事項を記載すべきと言える。ただし、それらが記載されていさえすれば、どのような形式のものでもよい、というわけではない。すなわち、患者に交付される文書は、読者（患者）の理解を助けるように工夫されたものであることが重要である。したがって、作成される文書は、細かい文字が羅列されたようなものではなく、文字の大きさや文章の行間、文章のわかりやすさなどにも配慮されたものであるべきであり、文章の中では、専門用語や、略語、難解な用語の使用は、可能な限り、控えられるべきである。また、文章のみで構成された文書ではなく、図表や写真が挿入された文書は、読者の理解をより助けることになろう。

　なお、説明文書については、それを読むことに対する患者の煩わしさ等の点から、分量について議論がされることがある。ただし、分量が多くても、わかりやすい文書であれば、それを読むにあたり、患者は、それほど煩わしさを感じないであろうし、一方、分量が少ない場合でも、細かい文字で示された文書であったり、難解な文章で構成された文書であったりすれば、患者は、それを読むにあたり、煩わしさを感じるであろう。このことから、分量の問題よりも前に、わかりやすい文書の作成について議論を行うべきであるように思われる。

4) 同 意[5]

　患者の同意は、任意性が求められる。自発性ではなく任意性が求められ、かつ、それで足りる、という表記も可能である。この理由としては、臨床医療の場合には、その利益（医療の専門家からみた利益、通常人からみた客観的利益）が患者本人にあること等があげられる。

　任意性で足りることから、患者を説得して、医療行為に対する同意を取得することも認められる。このため、例えば、宗教上の理由から患者が輸血を拒否した場合、医療機関は、通常、患者を説得して、輸血に対する同意を得るように努める。

　この点についての理解を深めるために、医学研究の場合について付言する。医学研究の場合には、同意には、（任意性ではなく）自発性が求められる。それは、医学研究の場合は、臨床医療の場合とは異なり、研究協力者に利益があるとは限らないからであり、また、未知の危険が生じる可能性もあるからである。付言すれば、このため、研究者が研究協力者を説得して、研究に対する同意を得ることは、基本的には、すべきでないことと言える。

　なお、医療従事者が患者へ説明する際、同意の対象となる医療行為について、その意義を過大に説明したり、生じる可能性のある危険を過小に説明したりするなど、説明に操作がされている場合には、患者が同意をしていても、それは無効である。

a．同意の効果

　患者の同意は、患者が医療従事者に対して、医療行為を実施する権限を与えたことを意味する。このため、同意した医療を実施したことによって有害事象が発生しても、医療行為自体に過失がない限り、生じた結果については患者自身が引き受けることになる。

　つまり、インフォームド・コンセントは、患者の自己決定権の尊重という点で重要であるが、患者による危険の引き受けという点では、医療従事者にとっても重要な意味がある。

　なお、同意を取得する際、患者が同意の効果を理解しておくことが必要である。

　ところで、近年、インフォームド・コンセントが成立していた場合でも、医療行為を行い合併症が生じた場合、当該医療行為に関わる費用や、合併症への対応に要する医療に関わる費用を支払わない患者もみられるようであ

る。このため、同意の効果について説明文書の中で示す医療機関も見られるようになっている。

b．同意の撤回

患者は、いったん同意をしても、不利益を受けることなく、同意を撤回することができる。

ただし、例えば放射性同位元素を用いた検査を中止する場合など、同意が撤回され、当該医療行為が行われない場合、医療機関に損失が生じる場合がある。このため、医療機関の中には、同意を取得する際、撤回により生じる損失についてもあらかじめ説明する医療機関も見られるようになっている。

5　インフォームド・コンセントの要件を満たすことを免除される場合

インフォームド・コンセントを取得することなく、医療従事者が医療行為を行える場合がある。

a．緊急事態の場合

代表的なものとして、緊急事態の場合があげられる。すなわち、迅速に医療行為を行わなければ、患者の生命・身体に重大な危険が生じるという緊急事態においては、医療従事者は、患者からインフォームド・コンセントを取得することなく、医療行為を行うことが認められる。当然であるが、当該医療行為によって、上記の緊急性がなくなれば、その時点から、医療従事者は、患者からインフォームド・コンセントを取得しなければ、医療行為を行うことができない。もっとも、緊急性には程度がある。このため、医療従事者は時間的余裕との関係で対応することが必要であり、説明するまでの時間的な余裕がなくとも同意を得る時間的余裕がある場合には、後者を取得する必要がある。また、説明についても、そのための時間的な余裕がまったくない場合から、簡潔な説明であればそれが可能な場合もある。いずれにしても、時間的な余裕との関係で対応することが必要である。なお、実務上は、緊急性および、そのこととの関係で医療従事者がどのような対応をとったか、これらの点について、診療記録に記載しておくことも重要である。民事裁判の中で緊急性が争点になったものもある。

b．患者が認めた場合

　また、患者が、インフォームド・コンセントなく医療行為を行うことを認めた場合には、医療従事者は、そのような対応ができる。このことは、患者の希望に沿った対応となる。もっとも、患者の中には、説明と同意の双方について、それなしに医療行為を行うことを認める場合と、そうではない場合があろう。例えば、患者が医師に対して、お任せします、と述べることがあろうが、この際にも注意を要する。なお、患者は、いったんインフォームド・コンセントなく医療行為を行うことを認めても、それを撤回することができる。撤回された場合には、医療従事者は、医療行為を行うにあたり、インフォームド・コンセントを取得する必要がある。

c．強制措置の場合

　そして、強制措置の場合である。例えば、精神保健及び精神障害者福祉に関する法律の第29条は、「都道府県知事は、第27条の規定による診察の結果、その診察を受けた者が精神障害者であり、かつ、医療及び保護のために入院させなければその精神障害のために自身を傷つけ又は他人に害を及ぼすおそれがあると認めたときは、その者を国等の設置した精神科病院又は指定病院に入院させることができる。」と規定している。このため、自傷他害のおそれのある患者については、入院に対する同意が得られなくても、その患者を入院させることが認められる。このように、強制措置の場合には、医療従事者は、患者からインフォームド・コンセントを取得することなく、医療行為を行うことが認められる。

d．治療上の特権の場合

　加えて、治療上の特権の場合である。病名等の告知に伴う患者の自殺に例を見るように、説明をして同意を得ようとすると、患者に重大な影響があることが明確な場合、そのことを防止するために、インフォームド・コンセントの要件を満たすことが免除される。

まとめにかえて

　以上、インフォームド・コンセントについて、民事法との関係から、基本的事項について記述した。インフォームド・コンセントは、通常の診療の場面だけではなく、治療行為の中止を検討する場面や、輸血を拒否する患者へ対応する場面など、医療の様々な場面で問題となる。このため、他章を読ま

れる際にも、本章の記述内容を参照されたい。

【注・文献】

1) 過去の裁判例を検索することができるデータベースとして，最高裁判所が提供するデータベースがある。このデータベースは，インターネット上から無料で利用することができる（http://www.courts.go.jp/app/hanrei_jp/search1）。このほかにも，民間の業者が提供する，複数の有料のデータベースがある。いずれのデータベースについても，過去の裁判例の一部が搭載されており，すべての裁判例が搭載されているわけではない。
2) 筆者は，これまで，臨床医療との関係でインフォームド・コンセントの要件について複数の解説を行っている。それらの記述は，都度，それ以前の記述内容を取捨選択した上で加筆したものであり，本稿も同様である。本稿では，紙幅の関係から，初出のものについてのみ出典を示し（インフォームド・コンセント―その理論と説明文書．東京：医学書院；2007），その他については，出典の記載を省略する。なお，医学研究との関係でもインフォームド・コンセントの要件について記述を行っており（前田正一，医学研究とインフォームド・コンセントの要件―主要な三つの政府指針を参照して．笹栗俊之，武藤香織編．医学研究．東京：丸善；2012．p.92-110），本稿でも，その記述内容を取捨選択した上で加筆している。
3) 最高裁判所平成18年10月27日判決．
4) 前田正一．説明同意文書の意義とあり方．クリニシアン7．2006：632-639．
5) 前田正一．医学研究とインフォームド・コンセントの要件―主要な三つの政府指針を参照して．笹栗俊之，武藤香織編．医学研究．東京：丸善；2012．p.92-110．

（前田　正一）

第5章

宗教上の理由による輸血拒否

はじめに

　本章では、宗教上の理由による輸血拒否に関して、これまでわが国において起きた事件を紹介するとともに、医療側からの報告やガイドラインについて解説する。そこで念頭におかれるのは、エホバの証人の信者による輸血拒否である。その教義では、血の摂取を禁じる聖書の教えが輸血にもあてはまると解釈され、また、聖書の教えに従えば、たとえ輸血を受けずに一命を失ってもやがて復活し、永遠の生命が得られると信じられている[1]。

1 川崎事件（聖マリアンナ医科大学事件）

　1985年6月6日の午後、川崎市で自転車に乗っていた10歳の男児がダンプカーに接触し、転倒、両足を骨折し、骨が露出した。救急搬送先の聖マリアンナ医科大学病院では手術が予定されたが、輸血準備中にかけつけたエホバの証人の信者である両親が輸血を拒否した。病院側は両親に対し説得を続けたが、他の信者もかけつける中、両親の意向は変わらず、男児は約5時間後に出血多量で死亡した。

　両親は輸血を拒否する際に、「今回、私達の息子（大　10歳）が、たとえ死に至ることがあっても輸血無しで万全の治療をして下さるよう切にお願いします。輸血を受けることは、聖書にのっとって受けることは出来ません」と記した決意書を病院に提出した。報道されたところでは、医師がまだ意識のあった患児に対して「生きたいだろう」と声をかけ、父に翻意を促すよう求め、児も「死にたくない、生きたい」と父に訴えたが、父は、「聖書にある復活を信じているので輸血には応じられない」として輸血を拒み通したということであった[2,3]。

　本事件における輸血の有効性に関して、医師は、速やかに輸血していれば

救命できたと述べていた。一方、神奈川県警は、両親の保護責任者遺棄罪などの成否を検討するために、輸血拒否と死亡との因果関係について監察医に鑑定を依頼した。1988年1月31日に出された監察医の鑑定書は、「輸血されたとしても、必ずしも生命が助かったとはいえない」と述べるものであった。これを踏まえて、県警は、ダンプカーの運転手については業務上過失致死罪容疑で送検するが、両親について刑事責任の追及はしないことを決定した[4]。運転手は業務上過失致死罪で起訴され、川崎簡易裁判所は、1988（昭和63）年8月20日、罰金15万円の略式命令を下した。

なお、聖マリアンナ医科大学常勤理事会は、事故後間もない1985年6月10日、輸血拒否問題について、「必要と判断された場合には警察の協力を得て支援団体の排除等に努め、両親への説得を続けつつ、人命を最優先し、輸血を行う。これに対する責任は、大学が負う」との決議を発表した[5]。

2 大分事件（大分地方裁判所決定昭和60年12月2日[6]）

1) 事実の概要

Yは、左足の大腿骨を骨肉腫に侵され、大腿骨を骨折し、1984（昭和59）年12月以来A病院（大分医科大学医学部付属病院）整形外科に入院していた。Yの骨肉腫は、放置しておくと他の部分へ転移し、やがて死の転帰に至る可能性が高いとされたため、A病院医師は、Yに対し、「転移を防ぐ最善かつ確実な方法は早期の患部（左足）切断手術である。右手術を施行すれば施行しない場合に比してかなりの確率で救命しうる」と説明して切断手術をうけることを勧告した。しかし、骨肉腫罹患後にエホバの証人の信者となったYは、手術の実施（および輸血以外のすべての治療）を強く希望したが、同時に手術に伴って必要とされる可能性のある輸血を拒否した。Yの妻も熱心な信者で、Yの輸血拒否を積極的に支持した。A病院では、Yが輸血を承諾しない限り手術を行わない方針をとり、Yへの説得を続け、同時に、放射線療法や化学療法が行われた。

Yの両親であるXらは、1985（昭和60）年6月10日、Yの輸血拒否を知った。その後、輸血を受けるよう説得を重ねたが、奏功せず、今後も説得できる見込みはないと考え、Yの輸血拒否は正常な判断力を欠いたことによるものだとして、大分地裁に、XらがYに代って、A病院に対しYの左脚切断手術および輸血その他の医療行為を委任することができるとの裁判を、右脚切

断手術断行仮処分申請のかたちで求めた。その根拠は（裁判所の理解によると）、Xらは、Yの父母として、Yと平穏な親族関係における幸福を保持する権利・利益、将来の扶養を期待する期待権などを包摂する人格的権利・利益を有しているが、Yの輸血拒否という自殺同然の行為はこれらの権利を侵害する不法行為に他ならないので、それをあらかじめ排除するというものであった。

2) 裁判所の判断

　Yの輸血拒否が、Xらの、Yに対する扶養期待権や幸福な親族関係を保持する権利などの権利・利益を侵害することになるとして、それが［不法行為といえるために必要な］違法性を持つものであるかを検討すると、Yは、「理解、判断能力を含めて正常な精神的能力を有する成人の一男子であり、本件輸血拒否によってもたらされる自己の生命、身体に対する危険性について十分知覚したうえで、なお輸血を拒み続けているものである」ところ、輸血強制は、Yにとって信仰の自由の侵害と捉えられ、また、輸血拒否は不作為に止まるうえ、「Xら主張の前記被侵害利益が、Yの有する信教の自由や信仰に基づき医療に対してする真摯な要求を凌駕する程の権利ないしは利益であるとは考え難いことであり、その他叙上の本件輸血拒否行為の目的、手段、態様、被侵害利益の内容、強固さ等を総合考慮するとき、右輸血拒否行為が権利侵害として違法性をおびるものと断じることはできない」。

　本件仮処分申請を却下する。

3) 解　説

　わが国でエホバの証人の信者による輸血拒否の問題が論じられるようになったのは、（遅くとも）1970年代にまで遡ることができる。1975年、浅井登美彦医師が自身の経験を述べる「宗教的信念に基づく輸血拒否について」[7]で問題提起を行い、1978年、唄孝一博士が「アメリカ判例法における輸血拒否」[8]において、輸血を拒否する患者に対する輸血の可否を扱った合衆国の判決を詳細に紹介された。また1978年6月に開催された第9回日本医事法学会総会では、浅井医師の問題提起を受けて、この問題をめぐる非常に活発な議論が展開された[9]。おそらく医療現場ではさらに以前より問題になっていたのではないかと思われるが、生命維持治療中止をめぐるカレン・クインラン事件の報道などもあって1970年代にこの問題に対する関心が高まったのは間違いないようである。

その際に、患者やその親が輸血を拒否する場合に裁判所の判断を求めるというアメリカの医療機関と裁判所での取扱いが注目された。これに対するアメリカの裁判所の対応を概説すると、患者が未成年者の場合には、たとえ、その親が宗教上の理由から子に対する輸血の実施に反対しても、輸血が患者の生命・健康の維持・回復に必要なものである限り、裁判所はほぼ一貫して輸血の実施を命令・許可し、他方、患者が成人の場合は、基本的には、輸血を拒否する権利を、信教の自由という憲法上の権利やインフォームド・コンセントの要件に基づいて認めつつも、それに対抗する州の利益として生命の維持、自殺の防止、患者に依存する者の保護、医の倫理、などを挙げて、それが輸血拒否権に優越するという理由で、あるいは当該輸血が問題となった時点で患者に正常な理解、判断能力がないという理由で、少なからぬ事案において、輸血の実施が命令・許可されていた。

　わが国でこのような裁判所の命令・許可を求めることが可能であるかについては、先に言及した、1978年の医事法学会総会の討論において、松野嘉貞裁判官が、緊急性があるということで仮処分の手続に乗せる可能性に言及されつつも、仮処分の認容の前提となる実体法上の本案請求権としてどのようなものが構成されうるかという問題から、結論的には裁判所の関与は難しいのではないかということを指摘された[10]。

　この大分地裁の事件では、この実体法上の本案請求権として、Yに対する扶養期待権や幸福な親族関係を保持する権利などの権利・利益が掲げられたが、裁判所は、上記のような判断によって、仮処分を認めなかったものである[11]。

3　東大医科研病院事件[12]

1) 事実の概要

　エホバの証人の信者で肝がんに罹患するAは、宗教上の信念から、強い輸血拒否の意思を有していた。被告国Y_1が設営する東大医科学研究所附属病院（以下、「医科研」）は、患者がエホバの証人の信者である場合、できる限り輸血を回避するが、他に救命手段がない事態になったときは、患者・家族の諾否にかかわらず輸血を行うという方針をとっていた。Aは1992年8月に医科研に入院した。Aは肝がんの手術を受ける前に被告医師Y_2らに輸血拒否の意思を伝え、また、Aの長男X_1は、輸血不実施による損傷について医

師などの責任を問わない旨を記載し、Aとその夫X_2が連署した免責証書を医師に手渡した。他方、医師らは必要な場合には輸血を行うという病院の方針を告げなかった。手術は同年9月に行われたが、腫瘍を摘出し出血量が2245ミリリットルに達した段階で、救命のために輸血が必要だとして輸血がなされた。

Aは、Y_2らが、①（本件手術を主たる治療内容とする診療契約の締結に際して付された）手術中いかなる事態になっても原告に輸血をしないとの特約に反して、本件輸血を実施したことによる債務不履行を理由にY_1を相手どって、また、②Y_2らがAの希望に従うように装って手術を受けさせ輸血をしたことによって、自己決定権および信教上の良心を侵害した不法行為を理由にY_2らを相手どって、損害賠償請求訴訟を提起した。

第一審の東京地裁1997年3月12日判決は、手術中いかなる事態になっても輸血を行わないとする特約は公序良俗に違反するなどの理由で、Aを敗訴させた。第二審の東京高裁1998年2月9日判決は、いかなる事態になっても輸血をしないという絶対的無輸血の合意の存在を否定したが、他に救命手段がない場合には輸血を行うという方針を説明していなかったY_1、Y_2らには説明義務違反があったとして、慰謝料の支払いを命じた。高裁判決に対して両当事者が最高裁に上告した。最高裁は、Yらの上告、およびXらの附帯上告をいずれも棄却したが、その理由として述べるところは、高裁判決にくらべるとトーンダウンしていた。

2）東京地裁判決[13]

東京地裁は、以下のような理由に基づいて、Aの請求を棄却した。

a．輸血不実施の特約

「医師が患者との間で、輸血以外に救命方法がない事態が生ずる可能性のある手術をする場合に、いかなる事態になっても輸血をしないとの特約を合意することは、医療が患者の治療を目的とし救命することを第一の目標とすること、人の生命は崇高な価値のあること、医師は患者に対し可能な限りの救命措置をとる義務があることのいずれにも反するものであり、それが宗教的信条に基づくものであったとしても、公序良俗に反して無効であると解される。」

b．輸血実施による自己決定権および信教上の良心の侵害

　医師の「説明義務に基づく説明は、医学的な観点からされるものであり、手術の際の輸血について述べるとしても、輸血の種類・方法及び危険性等の説明に限られ、いかなる事態になっても患者に輸血をしないかどうかの点は含まれないものである。」

　「一般的に、医師は、患者に対し可能な限りの救命措置をとる義務があり、手術中に輸血以外に救命方法がない事態になれば、患者に輸血をする義務があると解される」ので、患者がエホバの証人の信者の場合、医師が、「患者の救命を最優先し、手術中に輸血以外に救命方法がない事態になれば輸血するとまでは明言しない対応……を選んでも、医師の前記救命義務の存在からして、直ちに違法性があるとは解せられ」ず、本事案において、「Y_2らが手術中いかなる事態になっても輸血を受け入れないとのAの意思を認識した上で、原告の意思に従うかのように振る舞って、原告に本件手術を受けさせたことが違法であるとは解せられないし、相当でないともいうことはできない。」

　東京地裁判決に対して、Aは東京高裁に控訴した。Aは1997年8月に死亡したため、X_1、X_2らが訴訟を承継した。

3）東京高裁判決[14]

　東京高裁は、以下のような理由を述べて、Y_2らおよび（Y_2らの使用者である）Y_1に対して、連帯してX_1らに計55万円を支払うよう命じた。

a．絶対的無輸血・相対的無輸血

　X_1らは、AとY_1とは、輸血以外に救命手段がない事態になっても、Aに輸血をしない絶対的無輸血を合意したと主張する。しかし、認定事実によれば、Aは、口頭により絶対的無輸血を求める旨の意思を表示しているが、Y_2らは、口頭によっても、文書によってもAの求めに応ずる旨の意思を表示しておらず、できる限り輸血をしないという相対的無輸血の意思表示をするにとどまっている。したがって、絶対的無輸血の合意は成立していない。なお、当裁判所は、当事者双方が熟慮の上で絶対的無輸血を合意した場合には、それを公序良俗に反するとして無効とする必要はないと考える。

b．説明義務違反・因果関係

　X_1らは、Y_2らが相対的無輸血の治療方針を採用していながら、Aの絶対

的無輸血の意思を認識した上で、その意思に従うかにように振る舞い、この治療方針の説明をせずに、Aに本件手術を受けさせ、本件輸血をし、Aの自己決定権及び信教上の良心を侵害した、と主張する。

「本件のような手術を行うについては、患者の同意が必要であり、医師がその同意を得るについては、患者がその判断をする上で必要な情報を開示して患者に説明すべきものである。」「この同意は、各個人が有する自己の人生のあり方（ライフスタイル）は自らが決定することができるという自己決定権に由来するものである。」

Yらは生命喪失につながる自己決定権は認められないと主張するが、特段の事情がある場合は別として、「人はいずれは死すべきものであり、その死に至るまでの生きざまは自ら決定できるといわなければならない（例えばいわゆる尊厳死を選択する自由は認められるべきである。）。」 本件において、手術によって必ずしも治癒が望めるというものではなかったという事情を勘案すると、Aが相対的無輸血の条件下でなお手術を受けるかどうかの選択権は尊重されなければならなかった。

エホバの証人は輸血を拒否することが一般的であるが、輸血拒否の態度に個人差があることを踏まえると、「医師は、エホバの証人患者に対して輸血が予測される手術をするに先立ち、同患者が判断能力を有する成人であるときには、輸血拒否の意思の具体的内容を確認するとともに、医師の無輸血についての治療方針を説明することが必要である……」。

Y_2らの相対的無輸血の方針とAの固執している絶対的無輸血が一致しなければ、Y_2らはAに説明して、医科研において本件手術を受けるかどうかの選択の機会を与えるべきであった。相対的無輸血の方針の採用が説明されなかったことによって、「Aは、絶対的無輸血の意思を維持して医科研での診療を受けないこととするのか、あるいは絶対的無輸血の意思を放棄して医科研での診療を受けることとするかの選択の機会（自己決定権行使の機会）を奪われ、その権利を侵害された。」 Aは、Y_2らから右説明を受けていれば、医科研での本件手術に同意しない選択をしたものと認められる。したがって、Y_2らの説明義務違反の結果、Aは本件手術を受け、本件輸血を受けたこととなる。

c. 損　害

Aが本件輸血によって医療における自己決定権及び信教上の良心を侵害され、これにより被った精神的苦痛は、大きいものがあったものと認められる。

しかし、①Aが侵害されたものは純粋に精神的なものであること、②Y_2らは、その時点でなし得る最大限の治療をしたこと、③本件手術で腫瘍を摘出しなければ、Aの余命は約1年と見込まれたが、右摘出により、Aは本件手術後5年間生存できたこと、④本件当時、絶対的無輸血か、相対的無輸血か、いずれの方針が相当かについて確定的な見解がなかったこと、⑤わが国の医療現場における説明および同意（インフォームド・コンセント）の観念とシステムは、なお形成途上にあり、Y_2らの行為は善意に基づくと認められること、等の全事情を勘案すると、Aの被った右精神的苦痛を慰謝するには50万円（弁護士費用としては5万円）が相当である。

4) 最高裁判決[15]

最高裁は、以下のような理由に基づいて、上告および附帯上告を棄却した。

「患者が、輸血を受けることは自己の宗教上の信念に反するとして、輸血を伴う医療行為を拒否するとの明確な意思を有している場合、このような意思決定をする権利は、人格権の一内容として尊重されなければならない。そして、Aが、宗教上の信念からいかなる場合にも輸血を受けることは拒否するとの固い意思を有しており、輸血を伴わない手術を受けることができると期待して医科研に入院したことをY_2らが知っていたなど本件の事実関係の下では、Y_2らは、手術の際に輸血以外には救命手段がない事態が生ずる可能性を否定し難いと判断した場合には、Aに対し、医科研としてはそのような事態に至ったときには輸血するとの方針を採っていることを説明して、医科研への入院を継続した上、Y_2らの下で本件手術を受けるか否かをA自身の意思決定にゆだねるべきであったと解するのが相当である。

ところが、Y_2らは、本件手術に至るまでの約1か月の間に、手術の際に輸血を必要とする事態が生ずる可能性があることを認識したにもかかわらず、Aに対して医科研が採用していた右方針を説明せず、A及びX_1、X_2らに対して輸血する可能性があることを告げないまま本件手術を施行し、右方針に従って輸血をしたのである。そうすると、本件においては、Y_2らは、右説明を怠ったことにより、Aが輸血を伴う可能性のあった本件手術を受けるか否かについて意思決定をする権利を奪ったものといわざるを得ず、この点において同人の人格権を侵害したものとして、同人がこれによって被った精神的苦痛を慰謝すべき責任を負うものというべきである。そして、また、Y_1は、Y_2らの使用者として、Aに対し民法715条に基づく不法行為責任を負うものといわなければならない。これと同旨の原審の判断は、是認するこ

とができ」る。上告棄却。

5) 若干のコメント

　本事件において、最高裁は、医師らが、患者の「いかなる場合にも輸血を受けることは拒否する」という意思を承知し、また、本事案において輸血が必要になる事態が発生する可能性があることを認識しながら、それについて説明しなかったことに、患者の人格権の侵害があったと述べて、50万円という比較的少額の慰謝料の支払いを命じた東京高裁判決を肯認した。最高裁において、宗教上の信念に基づく輸血拒否が人格権の一内容として認められたことの意義は大きい。もっとも、高裁判決には、Aは「選択の機会（自己決定権行使の機会）を奪われ、その権利を侵害された」という幅広に理解できる言葉が含まれていたが、最高裁判決にそのような言葉はなく、射程を限定しようとする最高裁の意図が窺われる。

4　医療側からの報告やガイドライン

　エホバの証人の信者による輸血拒否の問題がクローズアップされるにつれて、医療側から対応の方針が示されるようになった。以下に、主要な動きを掲げることにする。なお、1）〜 3）は、3の東大医科研病院事件より前の動きである。

1) 日本医師会生命倫理懇談会報告

　日本医師会［第Ⅱ次］生命倫理懇談会（座長・加藤一郎成城学園学園長）は、その報告書『「説明と同意」についての報告』（1990〔平成2〕年）において、エホバの証人の信者による輸血拒否に対して、「医師は、治療上で輸血が必要ならば、患者を説得して輸血の同意を得るようにすべきである。しかし、患者があくまで輸血を拒否するのであれば、それが患者にとってたとい不利であっても、本人の意思によるものであるから、やむを得ないことであり、医師がそれについて法的な責任を負うことはないと考えられる。ただ、患者が子どもであって、治療にあたって輸血を欠くことができないにもかかわらず、信者である親が輸血を拒否している場合には、子どもは基本的に親と別の人格であるから、親の意思に反して子どもに輸血することも許されるものと考えられる」（25頁）と述べた。

2) 名古屋大学医学部倫理委員会指針

　名古屋大学医学部倫理委員会（委員長・勝又義直同大医学部教授）は、1993年12月、日本医師会生命倫理懇談会の見解を踏まえたうえで、原則として、15歳以上の患者については本人意思を尊重し、15歳未満の患者については救命を優先するという指針を決定した[16,17]。

3) 東京都立病産院倫理委員会報告

　東京都立病産院倫理委員会（委員長・木村利人早稲田大学教授）は、1994年4月、「宗教上の理由による輸血拒否への対応について」をとりまとめた。そこでは（意識障害の有無、拒否書面の有無、家族の意思などに応じて細やかな対応が定められているが）、基本的に、18歳以上の患者については、判断能力がある限り、本人の意思を尊重することとされ、18歳未満については、中学生までは、本人・両親が拒否しても、生命に危険が差し迫った場合には輸血を行うこととし、高校生の場合には、原則として18歳以上の場合に準じて判断する、と定められていた。

4) 5学会合同委員会ガイドライン

a. ガイドライン概要

　日本輸血・細胞治療学会、日本麻酔科学会、日本小児科学会、日本産科婦人科学会、日本外科学会の5学会による宗教的輸血拒否に関する合同委員会が2008年2月28日に策定し、それら5学会が賛同した「宗教的輸血拒否に関するガイドライン」[18]は、以下のような指針を示した。

1) 当事者が18歳以上で医療に関する判断能力がある人の場合（なお、医療に関する判断能力は主治医を含めた複数の医師によって評価する）
   (1) 医療側が無輸血治療を最後まで貫く場合——当事者は、医療側に本人署名の「免責証明書」を提出する。
   (2) 医療側は無輸血治療が難しいと判断した場合——医療側は、当事者に早めに転院を勧告する。
2) 当事者が18歳未満、または医療に関する判断能力がないと判断される場合
   (1) 当事者が15歳以上で医療に関する判断能力がある場合

① 親権者は輸血を拒否するが、当事者が輸血を希望する場合――当事者は輸血同意書を提出する。
② 親権者は輸血を希望するが、当事者が輸血を拒否する場合――医療側は、なるべく無輸血治療を行うが、最終的に必要な場合には輸血を行う。親権者から輸血同意書を提出してもらう。
③ 親権者と当事者の両者が輸血拒否する場合――18歳以上に準ずる。
(2) 親権者が拒否するが、当事者が15歳未満、または医療に関する判断能力がない場合
① 親権者の双方が拒否する場合――医療側は、親権者の理解を得られるように努力し、なるべく無輸血治療を行うが、最終的に輸血が必要になれば、輸血を行う。親権者の同意が全く得られず、むしろ治療行為が阻害されるような状況においては、児童相談所に虐待通告し、児童相談所で一時保護の上、児童相談所から親権喪失を申し立て、あわせて親権者の職務停止の処分を受け、親権代行者の同意により輸血を行う。
② 親権者の一方が輸血に同意し、他方が拒否する場合――親権者の双方の同意を得るよう努力するが、緊急を要する場合などには、輸血を希望する親権者の同意に基づいて輸血を行う。

b．若干のコメント

　筆者は、本ガイドラインの定める内容について、概ね妥当なところと判断する。その上で、若干のコメントを加えたい。
(1)　「医療に関する判断能力」は、同意が有効であるために必要な「同意能力」と同義で、本ガイドラインは輸血に関して18歳以上の者にそれを認める趣旨と考えられる。また、2)において親権者とあるところは、未成年者で親権者がいない者や、成人で「医療に関する判断能力」がない者も対象にしていると思われるので、後見人も含めた法定代理人の意であると思われる。なお、本ガイドラインの英文解説[19]ではlegal guardianと書かれている。
(2)　本ガイドラインでは、①18歳以上の患者が輸血を拒否する場合には原則として輸血を行わず、②15歳以上18歳未満の患者については、本人か親権者・後見人などのうちの誰かが輸血に同意すれば、その同意に基づいて輸血を実施し、③15歳未満か同意能力を欠く患者については、輸血を実施することとし、親権者が治療を妨害する場合には、児童相談所への通告、家庭

裁判所への親権喪失および親権者職務執行停止の申立てを行うことを予定している。親権者職務執行停止については、本ガイドライン当時、子が必要とする治療や輸血に同意しないことを親権の濫用として、そのような親の親権喪失の宣告を家庭裁判所に請求する際、家裁の審判が確定するまでの間の対応のために、親権者の職務執行停止の保全処分申立てに応じて与えられるもの[20]を想定していた（必要な治療・輸血に対する同意は、職務代行者に選任された医師や弁護士などが与える）が、平成23年6月の民法改正（平成24年4月施行）で追加された同法834条の2によって、2年以内の期間を定めて親権を停止させる民法上の制度となった[21]。この民法改正および同時に改正された児童福祉法の規定が相まって、これまでより柔軟な対応が可能な制度を定めている[22]。

(3) 2)(1)③の場合、免責証明書には、本人および親権者・後見人などの署名のある免責証明書を求めるのが良いのではないかと思われる。

5 残された問題

1) 輸血拒否の結果患者が死亡した場合における、輸血を必要とする事態を招いた加害者の刑事責任

川崎事件のように、交通事故被害者の治療のために必要とされた輸血が拒否され、被害者が死亡した場合、交通事故加害者の刑事責任はどうなるのであろうか。この問題は、基本的には、交通事故と被害者の死亡、輸血拒否と被害者の死亡の因果関係の有無によって判断されることになる[23]。川崎事件の場合は、「輸血されたとしても、必ずしも生命が助かったとはいえない」という鑑定結果を踏まえて、ダンプカーの運転手が業務上過失致死罪で起訴され、有罪判決が下された[24]。もっとも、交通事故の加害者に適用される、昭和60年当時の刑法211条が定める業務上過失傷害と業務上過失致死の法定刑は同じで、現在でも、「自動車の運転により人を死傷させる行為等の処罰に関する法律」5条が定める過失運転致傷と過失運転致死の法定刑は同じなので、いずれで起訴されても、有罪となった場合の交通事故加害者の受ける処罰は量刑の問題ということになる。

2) 妊婦の輸血拒否

妊婦が宗教上の理由で輸血を拒否する場合、胎児の生命・健康を理由に輸

血を実施することは許されるであろうか。2 3)で触れたアメリカの裁判所が掲げる、患者に依存する者の保護に関係する問題であるが、これについて、4 3)でとりあげた東京都立病産院倫理委員会報告は、「胎児の生命を助けるためとはいえ患者の宗教的信条を無視して患者に輸血を行うことはできない」と述べ、輸血を行わず最善の努力をすることを求めている。アメリカにおいても、かつては、胎児の保護を理由に、輸血を拒否する妊婦に対してその実施を命じる判決が存在したが、最近では、治療拒否権が広く認められるようになったこともあって、輸血を拒否する権利は妊娠中でも縮減されるものではなく、輸血を命じることは妊婦の治療拒否権と信教の自由の侵害になるとする判断が一般的である[25]。

【注・文献】

1) 大分地方裁判所決定昭和60年12月2日．判例時報；1180：113，判例タイムズ；570：30．
2) 1985年6月7日各紙。
3) 大泉実成．説得．講談社；1988．pp. 256-95．
4) 1988年3月10日各紙朝刊。
5) 三好邦達．輸血拒否——医学の立場から．法学教室1992；136：46-47．
6) 判例時報；1180：113，判例タイムズ；570：30．
7) 浅井登美彦．宗教的信念に基づく輸血拒否について．日本医事新報1975；2659：91．
8) 唄孝一．アメリカ判例法における輸血拒否——「死ぬ権利」論の検討過程における一つのデッサン．東京都立大学法学会雑誌1978；18(1・2)：101-92．のちに，唄孝一．生命維持治療の法理と倫理．東京：有斐閣；1990．pp. 3-98に収載．
9) 下山瑛二．医師と患者の関係をめぐって．ジュリスト1978；678：43-52のあとの討論（52-67）における議論，とくに54頁以下。
10) ジュリスト1978；678：57．
11) 本事件の解説として，山下登．エホバの証人信者の両親による輸血委任仮処分申請事件．別冊ジュリスト102・医療過誤判例百選1989；112-13，およびそれに引用されている文献．
12) 本事件の解説として，岩志和一郎．輸血拒否——東大医科研病院事件．別冊ジュリスト219・医事法判例百選［第2版］2014；80-81，潮見佳男．輸血拒否——東大医科研病院事件．別冊ジュリスト183・医事法判例百選2006；96-97，大村敦志．「エホバの証人」輸血拒否事件．法学教室2010；361：103-109，およびそれらに引用されている文献．
13) 最高裁判所民事判例集；54(2)：690-708．判例タイムズ；964：82．
14) 高等裁判所民事判例集；51(1)：1．判例時報；1629：34．判例タイムズ；

965：83.

15) 最高裁判所民事判例集；54(2)：582-87. 裁判所ウェブサイト。なお，本事件の最高裁判決は，国を被告とする事件と医師3名を被告とする事件とで分けられ，これは，国を被告とする事件（平成10年（オ）1081号・1082号）の判決であり，別に，医師3名を被告とする事件（平成10年（オ）1083号・1084号）について同旨の判決が下されているが，公刊されていない。

16) 1993年12月28日朝日新聞朝刊。

17) 勝又義直．エホバの証人による輸血拒否について．日本医事新報1994；3651：95-99.

18) 日本輸血・細胞治療学会のウェブサイトなど。
http://www.jstmct.or.jp/jstmct/Guideline/Reference.aspx?ID=13

19) Ohto H, Yonemura Y, Takeda J, et al: Guidelines for managing conscientious objection to blood transfusion. Transfusion Med Rev 23(3)：221-228. 2009.

20) 公表された事件として，大阪家裁岸和田支部審判平成17年2月15日．家裁月報；59(4)：135（信仰上の理由で，新生児に対する手術に同意しない両親について，親権喪失宣告の審判発効までの間，親権者の職務の執行を停止し，子の思う疾患を専門とする医師を職務代行者に選任）．名古屋家裁審判平成18年7月25日．家裁月報；59(4)：127（宗教上の理由から，0歳児に対する手術に同意しない両親について，親権喪失宣告の審判が確定するまでの間，親権者の職務の執行を停止し，弁護士を職務代行者に選任）．両事件の紹介が，5学会ガイドライン3頁以降に収められた解説にある。

21) 保条成宏，永水裕子．日本法の現状と課題．小山剛，玉井真理子編．子どもの医療と法第2版．東京：尚学社；2012．pp. 29-71．横野恵，永水裕子．親による治療拒否・医療ネグレクト．玉井真理子，永水，横野編．子どもの医療と生命倫理．東京：法政大学出版局；2012．pp. 165-85.

22) この解説として，平成24年3月9日厚労省雇用均等・児童家庭局総務課長通知・雇児総発0309第2号．
http://www.mhlw.go.jp/bunya/kodomo/pdf/dv120317-1.pdf

23) 橋本雄太郎，中谷瑾子．患者の治療拒否をめぐる法律問題．判例タイムズ1986；569：8-17，17（因果関係の立証が困難になることが多いので，刑事法上は「in dubio pro reo（疑わしきは罰せず）」の原則が適用されて，傷害の限度で罪を問われることが多いものと思われる，と述べ，次注の富山県の事件を参照している）。

24) これに対して，川崎事件の後に報道された，1985（昭和60）年3月，富山県で，交通事故で病院に搬送された54歳の女性（エホバの証人の信者）が，医師から受けるように説得された輸血と手術を拒否して，4時間後に死亡した事件では，交通事故を起した運転手らが，業務上過失傷害罪で略式起訴されている。橋本雄太郎，中谷瑾子．患者の治療拒否をめぐる法律問題．判例タイムズ1986；569：8-17，8 & 17 n.65.

25) Levy J K. Jehovah's Witnesses, Pregnancy, and Blood Transfusions：A Paradigm for the Autonomy Rights of All Pregnant Women. Journal of Law, Medicine & Ethics 1999；27(2)：171-189. Lagay F. When A Parent's Religious Belief Endangers Her Unborn Child. AMA Journal of Ethics 2005；7(5). http://journalofethics.ama-assn.org/2005/05/hlaw1-0505.html

（丸山　英二）

第6章 安楽死と治療中止

はじめに

　医学・医療技術の進歩にともない、死は「人為的操作」の可能な現象となった。患者への積極的治療を継続することにより死期をかなり先に延ばすこともでき、逆に、治療のレベルを下げることは早期の死を招来する。これは、もはや誰も否定することのできない現実である。法が、生命保護の要請を理由に、医療従事者に対し、極限まで患者の脳と心臓とを人為的に機能させ続けることを義務づけるとすれば、それは非人間的なことであり、野蛮である。医療従事者の対応により（それより後の時点でもあり得たのに、それより前の）ある時点において死を迎えさせることを認めざるをえないという事態が生じている（それは、法が末期患者の状態を「無益な生」と見なしていることを意味するものではない）。

　終末期医療の局面においては、生命保護の限界領域において法の果たすべき役割が正面から問われている。もちろん、医療従事者が従うべき行動基準は、もともと刑罰法規に触れるよりかなり以前のところで定立されるべきである。「処罰されるべき行為」と「やってはならない行為」とは異なる。しかし、終末期医療の局面における医療従事者の作為・不作為は、患者の死との間で否応なく因果関係をもつ。それは多かれ少なかれ刑法上の「殺人」の概念にひとまず該当しうるということさえ可能である。ここでは、許されざる殺人行為にあたるものとそうでないものとを切り分けることが要請されているのであり、それは暗い灰色とやや明るい灰色との間に切れ目を入れる作業にも似ている。このことを理解できない者、したがって（それがいかに俗耳に入りやすいとしても）概念的思考と形式論理を振り回すことしかできない者は、現代の終末期医療と法について語る資格をもたないというべきであろう。

　以下においては、大きく、安楽死と治療中止（いわゆる尊厳死）とに分け（「2 安楽死」および「3 治療中止」）、それぞれにつき、現在の問題状況を

要約し、とりわけそこにおける法の役割を少しでも明確化することを試みたい。ただ、その前提として、人の死亡時期（死の判定時期）についてどのように考えるかが大きな意味をもつので、簡単に論点に触れておくこととしたい（「1 人の終期（死亡時期）について」）。

1 人の終期（死亡時期）について

　日本において、終末期医療をめぐる（ただでさえ困難な）法的問題の解決をさらに困難なものとしているのは、人の死亡時期とその判定基準をめぐり今なお見解が対立しており、この点に関し決着がついていないこと（とりわけ、法律家プロフェッションの内部において、脳死説の採用につき未だ合意が成立していないこと）である。筆者は、現行刑法の解釈として、国際基準でもある脳死説（すなわち、脳死の時点をもって人としての死が到来したものとする見解）を基礎に置くべきものと考えるが[1]、少なくとも脳死説の承認に向けて合意形成の努力が行われているこの領域において、「脳死患者を死亡させた」という理由で、警察や検察による捜査・立件・訴追が行われてはならないことを強調したい。この領域への刑事介入が差し控えられることにより、終末期医療との関係でも、それに対する法的規制の不明確性が医療現場にもたらしている混乱、そして医療従事者に与えている大きな負荷の一部が取り除かれることになる。

　現行法解釈として、もはや脳死説以外の見解をとることは困難になっている。2009（平成21）年に臓器移植法（「臓器の移植に関する法律」平成9年7月16日法律第104号）の一部改正法が公布され、2010（平成22）年より施行された[2]。移植用臓器の摘出のための法的要件を定めているのは同法6条であるが、その内容に大きな変更が加えられた。新6条[3]は、旧規定と異なり、脳死判定と臓器提供に関する本人の現実的意思が不明の場合でも、家族・遺族が脳死判定と臓器提供に同意すれば、心停止後の眼球または腎臓の摘出ばかりでなく、脳死下においても（遺族が同意した）臓器の摘出を可能にすることとした（それにともない、旧附則4条は削除された）。今回の法改正により、年少者・小児についても、家族の同意のみで脳死下での臓器の摘出を行いうるようになったのである。こうした臓器摘出要件の変更は、脳死の法的性格の根本的変更を踏まえなければ、これを理解することはできない。もし臓器提供が通常よりも早められた死期の選択を前提とするならば、またそ

うでなくても、脳死下の身体にメスを入れることが、その本人に何らかの不利益をもたらすことなのであれば、本人自身の明確な同意なしにこれを行うことはできないし、同意能力のない年少者についてはそれを行うことはおよそ禁止されるはずである。脳死移植の場合に、家族の同意のみで、もっぱら利他的性格をもつ臓器摘出行為を許容することの前提は、それが本人の権利ないし利益を侵害するものではないことである。法改正による臓器摘出要件の修正は、脳死が（本人の同意・不同意いかんに関わらず、いわば客観的に）人の死であることの承諾をともなうものでなければならない。

　ただ、この臓器移植法の一部改正が、一般の終末期医療のあり方やそこにおける死亡判定の実務に変更を強いるものかといえば、そうではない。法改正による影響が問題となりうるのは、脳死患者に対する治療の中止（具体的には、人工呼吸器の取り外し）の許容性が問われる場面に限られるが、そのような場面における医療従事者の実際の対応は、今後もこれまでと変わらないであろう。2009年の法改正が、脳死と診断されれば、家族の意思・心情と無関係に直ちに死を宣告するとともに、人工呼吸器を停止することを医師に義務づけるというようなものではありえない。

　他方において、この改正によりすでに脳死の状態に至った患者の呼吸管理を中止したケースにつき、殺人罪規定を適用することはさらに困難になったということまでは確言できよう。学説上、今なお脳死説をめぐり賛否は相半ばしているが[4]、「脳死患者を死亡させた」という理由で警察や検察による捜査・立件等が行われるとすれば、臓器移植法の基本にある考え方との根本的な矛盾が表面化することにならざるをえないのである[5]。

　なお、刑法の解釈問題としては、いかなる判定基準により脳死判定が行われたときに死の判定があったと考えるのか（とりわけ、竹内基準によらずに、脳死と判定されて呼吸器が停止された場合や、判定項目の一部の判定が省略され、あるいは判定不可能であった場合にどのように考えるか）、また、かりに脳死判定が行われる前に、あるいはその途中で、脳死患者に対する（とりわけ第三者による）加害行為が行われたとき、ここに「疑わしきは被告人の利益に」の原則が適用されるべきかどうかが検討されなければならない。この点については、必ずしも特定の判定基準（たとえば、いわゆる竹内基準）にとらわれることなく、証拠により証明可能な、患者に見られる全徴候から「全脳機能の不可逆的機能停止」にあたる状態にあったかどうかを事後に推定することとすべきであろう。脳死の判定もまた、実は三徴候による死の判定と同様に、脳の「機能死」の判定なのであり、本質的には外部的な徴候（反

第6章　安楽死と治療中止　73

応）から脳の状態を推定するものにほかならないのである。そして、その際に生じる不確実性については、「疑わしきは生命の利益に」ではなく、やはり「疑わしきは被告人の利益に」の原則を適用すべきものである。

2 安楽死

1）意　義

　「安楽死」という用語には、いくつかの異なった意味がある。死期の迫った患者の身体的苦痛（疼痛を含む苦しみ）を緩和するために鎮痛剤を与える処置等を行うことが生命の短縮をともなわない場合のことを「純粋な安楽死」と呼ぶことがあり、それは治療行為として当然に適法である（もっとも、それも患者の明示の意思に反してこれを行うことはできない）。また、患者本人が耐え難い苦痛を引き延ばされることを拒否して延命治療を望まない場合に、医師が延命措置をとらないことを「消極的安楽死」ということがあるが、それは法的義務違反とならない。その例として、患者が苦痛を引き延ばされることを嫌がり、延命のための手術の実施を拒否し、医師が患者の希望に従ってその手術を行わず、その結果としてかなり早期に患者が死亡したという場合が考えられよう。医師側に当該治療行為を行う義務がない（というより、延命のための治療的侵襲も、患者の意思に反するときには違法であって、行うことが許されない）以上、法的責任は生じないのである。

　さらに、「間接的安楽死」の場合がある。これは、患者に対する苦痛緩和・除去の措置（たとえば、ペンタジンやモルヒネの施用）が間接的効果として死期を早める場合のことである。間接的安楽死は適法である（逆に、それを行わないことが治療上の義務違反となることさえ考えられる）という結論においては見解の一致がある。しかし、なぜ・いかなる場合にこれが正当とされるかについては、なお検討が必要であるといえよう（後出「4) 間接的安楽死の違法性阻却根拠」を参照）。これまで論争の対象とされてきたのは、「積極的安楽死（直接的安楽死）」の場合である。これは死に直面して激しい身体的苦痛にあえぐ病者を、本人の要求に基づいて殺す（つまり、殺すことによって苦痛から解放する）ことをいう。その行為は、同意殺人罪（202条後段）[6]にあたりうる行為であるが、違法性阻却を認めてよいかどうかが問われる[7]。

2) 積極的安楽死をめぐる判例

判例の示した基準として、まず、名古屋高裁による、安楽死適法化のための6要件がある[8]。それは、①病者が現代医学の知識と技術からみて不治の病に冒され、しかもその死が目前に迫っていること、②病者の苦痛が甚しく、何人も真にこれを見るに忍びない程度のものであること、③もっぱら病者の死苦の緩和の目的でなされたこと、④病者の意識がなお明瞭であって意思を表明できる場合には、本人の真摯な嘱託又は承諾のあること、⑤医師の手によることを本則とし、これにより得ない場合には医師により得ないと首肯するに足る特別な事情があること、⑥その方法が倫理的にも妥当なものとして認容しうるものであること、というものであった[9]。この6要件は、長い間、裁判実務に大きな影響力をもったが、特徴的なことは、本人の現実的な意思を必ずしも絶対的な要件としていない点（④を参照）、本人自身の苦しみというよりも周囲の者にとり「これを見るに忍びない」ことを重視している点（②を参照）、方法の妥当性・倫理性を重視している点（⑤および⑥を参照）である。根底にある考え方は、終末期の状況にあって激痛に苦しんでいる人をかわいそうに思って適切な方法で殺すことは、人間的同情にもとづく人道的行為であるから正当とされてよいというものであろう（いわゆる人道主義的安楽死合法論）。

積極的安楽死をめぐる議論において、基本的な視座の転換をもたらしたのは、自己決定権の思想である[10]。それまで強かった人道主義的安楽死合法論に対し、患者の自己決定権を支柱とする合法論が有力化した。その流れに沿う形で出されたのが、東海大安楽死事件についての横浜地裁判決[11]である。横浜地裁は、積極的安楽死の許容される根拠は、苦痛の除去・緩和のために他に代替手段がない状況の下で生命短縮の選択が許されるという「緊急避難の法理」と、その選択を患者の自己決定権にゆだねるという「自己決定権の理論」にあるとし、要件として、①患者が耐えがたい肉体的苦痛に苦しんでいること、②患者の死が避けられず、その死期が迫っていること、③患者の肉体的苦痛を除去・緩和するために方法を尽くし他に代替手段がないこと、④生命の短縮を承諾する患者の明示の意思表示があることをあげた[12]。注目すべきことは、患者の自己決定権を適法化の根拠とする立場から、④の要件をあげていることである（名古屋高裁の6要件における④との違いは明白である）。

第6章　安楽死と治療中止　75

3) 違法性阻却の論理とその問題点

　安楽死を合法とする根拠は、患者本人が「残りわずかな（しかも耐え難い苦痛をともなう）生命」と「耐え難い苦痛からの解放」とを比較し（そこには、二者択一が求められる緊急避難類似の状況がある）、その自己決定権にもとづいて後者を選び取ったとき、この「究極の選択」を尊重して、法が介入・干渉しないというところに求めるほかはない。前掲・横浜地裁判決が、適法化の根拠として、緊急避難の法理と自己決定権の理論の二つをあげるのは、このような考え方によるものであろう。安楽死状況とは、生命の維持と苦痛の緩和・除去とが共存不可能な形で対立する例外的局面である。この場面において、死に行く者の自己決定を尊重することは、刑法202条による禁止（それは、一般的には生命の放棄・処分の自由を制約している）に必ずしも抵触しないと考えることは可能である[13]。耐え難い死苦にあえぐ末期患者が、残された最後の逃げ道（「ファイナル・エグジット」）を求めるとき、自殺関与の形態[14]においても、同意殺の形態においても、他人がこれに協力すること不可能とし、究極のジレンマから逃れようとする患者に対しあらゆる道を封じようとすることに対しては、「法が人のためにあるのであって、人が法のためにあるのでない」とする批判が的中すると思われる[15]。

　このようにして、違法という評価が差し控えられるべき具体的事例を想定できるとしても、しかし、安楽死行為が合法となるために必要な要件を列挙し、これを特に医療従事者にとっての行動準則に高めることが適切かどうかは、また別の問題であろう。違法性阻却のための一定の要件を定立できるとしても、それらが充足されるかどうかを行為の時点において一定の信頼性をもって確認することが原則的に困難であり、逆に、誤った判断に基づく行動が取り返しのつかない結果を引き起こすおそれがあるということが考えられる。これまで明らかにされてきたような積極的安楽死の要件とは、そのような性質をもったものの典型例といえるであろう。たとえば、患者の死期が迫っていることを正確に医学的に診断できるか、また、安楽死状況における患者の「死なせてほしい」という言葉を、直ちに「死への自己決定」として理解できるか等々の深刻な疑問が生じるのである。積極的安楽死は、かりにそれが合法とされるべき場合があるとしても、あらかじめ要件を定立してその許容性を一般的に宣言し、それを特に医療従事者の行動基準とすることに適さない。治療するのみならず、「最後には手を下す」こともするという医師および医療施設のイメージはテリブルであるという問題も考慮されるべきであ

ろう。そもそも、疼痛に苦しむ意識状態と、鎮痛剤の投与により意識を失った状態とが通常は両立不可能であることから、苦痛を除去するために、積極的な殺害行為以外に代替手段がなく、かつその時点で本人が自己決定権を行使しうるような意識状態にあるという場合がどれだけ起こりうるかも問われなければならないのである。

　なお、このような積極的安楽死行為については、違法性の減少を認めうるし、他人（とりわけ近親者）が苦しむ様子を見て、やむにやまれず苦痛の除去のために意思決定したというのであれば、良心の葛藤により規範意識による動機づけの制御の可能性は低下していたといえる。したがって、適法行為の期待可能性の減少・欠如を根拠とする責任の減少・阻却（したがって、場合により犯罪不成立の評価）を肯定することの可能な場合がある。この点については、およそ異論は生じえないであろう。

4） 間接的安楽死の違法性阻却根拠

　間接的安楽死行為は、現在の終末期医療においては、通常に行われるようになっている。しかし、それもまた、死期を早めることとの関係で行為者に（少なくとも未必的）故意がある限りで、殺人罪または同意殺人罪の構成要件に該当しうる行為である[16]。積極的安楽死との間の差異は問題となりうるが（限界的な事例では、積極的安楽死との差異は紙一重のものとなる）、「苦痛を免れること」と「死期の若干の繰り上げの可能性」との間であれば利益衡量が可能であり、本人意思による選択を認めることができる。生命の確実な放棄については自己決定が制約されるとしても、死期の繰り上げの可能性を甘受することに関しては、患者の自己決定を尊重してよい。

　間接的安楽死についても、患者のその時点における明示の意思表示を要求するのが原則である。しかし、患者の現実的意思を確認することが困難な状況にあるときでも、死期の短縮という犠牲を払っても苦痛から逃れたいと思う本人意思が合理的に推定される場合が多いと考えられ[17]、その限りで苦痛緩和の措置をとることを許容すべきであろう。患者の現実的意思を確認することが困難な状況とは、患者の側から見れば、選択の意思の表明がもはや困難なものとなった状況である。ここにおいて、推定的同意に基づく違法性阻却という理論構成が認められれば、患者の自己決定の可能性が補充され、広げられるというメリットが生じるのである[18]。

5）安楽死をめぐる最近の問題状況

　医療の現場においては、疼痛を含む患者の苦しみの除去・緩和のための措置という（文句のつけようがない）治療行為が、同時に生命の短縮（死期の繰上げ）を引き起こすという事態がしばしば生じる。この意味における間接的安楽死行為は、もはや日常的に行われるようになっており、前述のように、刑法学者の間でも、これを違法とするものは存在しない。しかし、「間接的安楽死の日常化」と「積極的安楽死のタブー視」とは、奇妙なアンバランス現象を生じさせている。苦痛の除去を目的として行われるということでは両者は共通であり、患者の病態が悪化するにつれて、通常は致死的でない薬剤が致死的効果をもつようになり、また、そもそも苦痛緩和措置の患者への作用には予測しがたいものがあることから、死期が切迫した患者について、間接的安楽死と積極的安楽死の客観面における区別が不可能な事態が生じうる。たしかに、苦痛緩和・除去のための措置は、治療行為の範疇に属する行為であるが、これに対し、殺害行為はいかなる意味でもそれにあたらないとする基準は、「全く使用不可能であり、歯止めとしておよそ役に立たない」とまではいえないであろう。しかし、そこでは、適法か違法かの判断は、①実際上、およそ殺害以外には使用されない手段が使用されたか、②そうでないときは医師の主観的な認識・意図がどのようなものであったか、によってのみ決められることになろう。

　もう一つの問題は、間接的安楽死と積極的安楽死とが、同意要件に関して異なるとされているところから生じる。積極的安楽死の正当化のためには本人の現実的意思表示が必ず要求されるのに対し、一般に間接的安楽死については推定的意思で十分といわれる。このような本質的な違いが、両行為の限界領域においては、明白な不整合として理解されることになる。

　ここからは、将来の発展に関する予測に関わることであるが、一方において、患者の自己決定権に今よりも強い拘束力が認められるようになり、かつ患者意思を伝達する親族の意思決定の重みが次第に増していくことが想像される。他方で、麻酔作用を発揮する量と致死量との差が少ない薬剤がここに用いられるようになると（現在では、たとえばペントバルビタールがそうであろう）、一定の積極的安楽死行為（殺害以外には使用されない手段を使用する行為は除かれるとしても）が親族の意思に基づき広く行われるという事態となることが予想される。言い換えれば、医療の進歩と自己決定権の保障は「洗練された積極的安楽死行為」を通常医療の中にますます取り込んでい

くことになるのである。そこでは、およそ殺害以外には使用されない手段が使用されたという例外的場合にのみ、それは異常視され、刑事訴追の対象となろう（そして同時に、そのような行為〔のみ〕の処罰の本質的な根拠ははたして何かという問題が真剣に提起されることになるであろう）[19]。

いま現在において、積極的安楽死が実際の場面において意味をもつのは、多分に屈折した形においてである。治療中止の過程において「作為的行為」が行われたとき（人工呼吸器の停止がその典型的な例である）、その場面の一コマを（コンテクストから切り離して）取り出せばそれは積極的安楽死行為のように見える、そして、そのとき、横浜地裁の「4要件」が充足されない事態であるがゆえに（かりに「4要件」が充足されるときには行為は適法とされるとする見解を前提にしたとしても）当然に違法として評価されるという形においてである。そのことが、時にメディアにより、さらには一部の法律家により、医師による治療中止行為が「殺人行為」として非難の対象となるという事態を招いてしまっている。

ここにおいて画期的な意味をもつのは、後述のように、川崎協同病院事件に関する最高裁判所決定が、気管内チューブの抜管という「作為的行為」が治療中止として適法となる余地を認めたことである[20]。ただ、その理論的根拠は明らかではない。法律専門家の課題は、治療中止のプロセスにおいて行われる「作為的行為」が直ちに違法評価を受けることのないようにするための理論的枠組みを提供することであろう。もし患者において身体的苦痛がありそれを緩和するための措置であるとすれば、間接的安楽死行為としての正当化が可能であるとしても、身体的苦痛が認められないケースにおける治療中止については、どのようにしてこれを適法とするかが大きな問題となる（詳しくは、後出「③4）検討」を参照）。

3　治療中止

1)　意　義

治療中止（いわゆる尊厳死）[21]の問題においては、治癒不能な病気にかかって死期が迫り、意識を回復する見込みがなくなった患者について、治療を中止する行為が適法であるかどうかが問われている。それは、脳死の患者[22]、その他の末期患者、さらには植物状態患者について、手術や輸血等の特別な治療措置[23]や、症状の除去・緩和・鎮静等のための基本的な治療、その他

第6章　安楽死と治療中止　79

の生命維持措置（水分・栄養の補給等）、看護措置（身体の衛生の確保等）を中止することの評価という形で議論される。

　治療中止の場面においては、安楽死と異なり、苦痛からの解放が問題となっていないかわりに、その行為が生命維持治療の中止という、より消極的・受動的なものであるところに特色がある。また、ここでは、医師による積極的治療の義務の限界が問題となっており、救命が不可能な場合、医師の負うべき治療義務はある程度緩和されることが認められる。さらに、ここでは、安楽死の場合のように積極的に「生命を捨てる」ことへの自己決定ではなく、それ以上の(不自然な)生を強制されないことへの自己決定(「生の押し付け」を拒否する、防衛的な自己決定)が問題となっており、それはより尊重に値するものともいえる。このようにして、治療中止においては、安楽死と比べて問題がより複雑になるとともに、それが許容される範囲もまたより広がりうることになる。

2) 現在に至るまでの問題状況の概観

　治療中止の通常の形態においては、それまで治療行為を継続してきたものの、それ以上の治療行為は行わないという不作為が法的評価の対象となる。これに対し、治療の継続が機械により自動化されている場合、治療を中止するためには一定の身体的動作が行われなければならない。議論の対象とされているのは、患者に装着された人工呼吸器のスイッチを切り、その結果、心停止に至らせる行為の刑法的評価である。人工呼吸器の停止もまた、それまで継続していた治療から撤退し、現状の人為的な固定から手を引く消極的行為である。患者に対し最初から呼吸器の装着を差し控える場合と、いったん開始した呼吸管理を中止する場合とは、法的に同列に置かれるべきである。それは、治療（の継続）を求める命令規範の違背行為として、不作為に分類される[24]。呼吸器の停止を積極的な生命の断絶行為として性格づけるのは、患者の受け入れから始まる医療機関の行う全体的な行為から、その一部分のみを切り離した、不自然な見方である。もし「治療からの撤退」と「積極的な加害行為」とを同一視するのであれば、現在の医療においてふつうに行われているように、末期患者に対する治療のレベルを落とすことが、心停止の時点を少しでも早めるという結果と結びつく限り、殺人と評価されることになってしまう[25]。——筆者はこのように、最初から呼吸器の装着を差し控える場合と、いったん開始した呼吸管理を中止する場合とは法的に同列に置くことこそが正当であると考えるが、しかし必ずしもそれは大方の承認すると

ころとはなっていない。ここに治療中止をめぐる法的問題の難しさがある。

　治療中止については、東海大安楽死事件に関する横浜地裁判決[26]がその許容性の要件を一般論の形で示していたところであるが[27]、川崎協同病院事件に関する東京高裁判決は、治療中止の適法化のための具体的要件を、「治療義務限界論」と「自己決定権論」という二つの根拠から（横浜地裁判決がそうしたように）解釈論として一挙に明らかにすることはできない（また、そのことは司法機関の役割ではない）として、より慎重な態度を示した[28]。他方、特に医療サイドから終末期医療の場面において従うべきガイドラインの必要性が強調され、厚労省は、2007（平成19）年5月に、「終末期医療の決定プロセスに関するガイドライン」を公表した。この他にも、病院レベルにおいて、また、学会による終末期医療に関するガイドラインが存在し、研究機関によるガイドラインの提案も見られた。さらに、立法に向けての動きも存在した。

　このような状況の中で、川崎協同病院事件に関する最高裁平成21年12月7日決定は、治療中止の適法性に関し重要な判断を示した[29]。事案の概略は、次のようなものであった。患者（被害者）は、気管支ぜん息の重積発作を起こし心肺停止状態で病院に運び込まれ、救命措置により心肺は蘇生したが、意識は戻らず、人工呼吸器が装着されたまま、ＩＣＵで治療を受けており、心肺停止時の低酸素血症により、大脳機能のみならず脳幹機能にも重い後遺症が残り、こん睡状態が継続していた。被告人（主治医）は、家族の要請に基づき、患者が死亡することを認識しながら、気道確保のために鼻から気管内に挿入されていたチューブを抜き取るとともに、呼吸確保の措置もとらなかったが、予期に反して、被害者が身体をのけぞらせるなどして苦悶様呼吸を始めたため、被告人は、鎮静薬のセルシンやドルミカムを静脈注射するなどした。しかし、これを鎮めることができなかったため、同僚医師の示唆に基づいて筋弛緩薬であるミオブロックを静脈注射し、被害者の心臓を停止させたというものであった。最高裁は、この患者から気管内チューブを抜管する行為が治療中止として適法となるかどうかのみをもっぱら上告審としての法律判断の対象として、次のように判示したのであった。

　　「上記の事実経過によれば、被害者が気管支ぜん息の重積発作を起こして入院した後、本件抜管時までに、同人の余命等を判断するために必要とされる脳波等の検査は実施されておらず、発症からいまだ2週間の時点でもあり、その回復可能性や余命について的確な判断を下せる状況にはなかったものと認められる。そして、被害者は、

第6章　安楽死と治療中止　81

本件時、こん睡状態にあったものであるところ、本件気管内チューブの抜管は、被害者の回復をあきらめた家族からの要請に基づき行われたものであるが、その要請は上記の状況から認められるとおり被害者の病状等について適切な情報が伝えられた上でされたものではなく、上記抜管行為が被害者の推定的意思に基づくということもできない。以上によれば、上記抜管行為は、法律上許容される治療中止には当たらないというべきである。」

　これは、もしこの種の病態の患者につき、脳波等の検査を行うなどしてその回復可能性や余命について的確な判断さえ先行していれば、これを前提に家族に説明を行い、その同意に基づき、作為的な行為により治療を中止するときは、それ法的には許容されうることを述べていることになる。このように考えると、本最高裁決定は、治療中止の問題につき、まさに画期的な判断を示したことになるのである。

3)　問題解決のための三つのアプローチ

　治療中止の問題の解決のためのアプローチとして、これまで提案されているものを類型化すると、大きく三つにまとめることができよう。まず、①本人の自己決定権を根拠として治療中止の適法性を判定しようとする見解（具体的には、いわゆる「事前指示」に従うべきものとする見解）が存在する[30]。また、その亜型（サブタイプ）というべき見解として、家族の意思決定を尊重するものがある[31]。家族の意思表明に効力が認められることの説明としては、患者本人の推定的意思にかなう（ないし暗黙の授権が認められる）という理論構成が考えられるところである。前掲・最高裁平成21年12月7日決定[32]も、重症患者の気管内に挿入されたチューブを抜く行為の適法性を問うにあたり、（病状等に関する医学的に正確な情報提供を前提とした）家族の要請の中にうかがわれる、患者本人の推定的同意により治療中止が「法律上許容」されうることを認めており、この①の見解に立脚しているといえよう。

　次に、②治療義務の限界を問うことにより、治療義務の限界を超えたところで行われる治療中止は違法とはならないことを根拠に治療中止の適法性を肯定しようとする見解がありえよう。また、その亜型というべき見解として、医師の裁量を尊重し、医師が「患者の最善の利益」を考慮しつつ治療行為の中止を行ったときには、これを適法とするものもある[33]。

　さらに、③治療中止に至るまでの手続の履践の有無を重視する見解も存在する。それは、終末期医療とケアに関わる重要な決定についてその手続をガ

イドラインとしてあらかじめ策定しておき、客観化されたルールに依拠して決定を行っていこうとするものである[34]。厚生労働省は、2007（平成19）年5月に「終末期医療の決定プロセスに関するガイドライン」を公表したが、病院（ないし系列病院）レベルにおいてこの種のガイドラインが存在し、またさまざまな学会においてガイドラインが作成され、研究機関によるガイドラインの提案もある[35]。その後の一連のガイドラインのモデルとなった、厚労省の「終末期医療の決定プロセスに関するガイドライン」は、「終末期医療における医療行為の開始・不開始、医療行為の変更、医療行為の中止等」を視野に入れたものであり、患者の意思にかなった治療の原則を基本に置き、「医学的妥当性と適切性」を確保しつつ、「患者の意思の確認ができる場合」と「患者の意思の確認ができない場合」とに分けて、方針決定の手続についての指針を示そうとした[36]。手続面の保障にあたっては、「多専門職種の医療従事者から構成される医療・ケアチームによって、医学的妥当性と適切性を基に慎重に判断す」ることや、「治療方針の決定に際し、患者と医療従事者とが十分な話し合いを行い、患者が意思決定を行い、その合意内容を文書にまとめておく」ことが重視されている。

4) 検 討

a. 手続的アプローチをめぐって

　これらの見解について若干の検討を加えることとする。まず、③の最後の見解（手続的アプローチ）について述べれば、たしかに、提案されているような手続的ルールは重要であり、これを遵守することにより明白な違法事例（たとえば、典型的な積極的安楽死行為）の発生を回避できるとともに、事実上、刑事司法機関による立件・訴追を防ぐこともできるであろう。とりわけ、1人が独断で行動するというのではなく、異なった学識や経験をもつ複数の人がそれぞれの立場から同一のケースにつき検討し意見を述べあうことにより、短慮や誤りが除去され、決定の内容の質も高まることが期待される。

　しかし、この種のガイドラインを策定したとしても、それで実質的基準（いかなる行為が適法であり、いかなる行為が違法であるのか）に関する議論を棚上げにしてすますことができないことも明らかである。一定の手続を履践したか・しなかったかで殺人罪になるかならないかが決まるとする考え方をとることはできないし、手続が適正であったことは、それが実質的にも正しい判断であったことをせいぜい推測させるものにすぎない[37]。そればかりか、手続の強調は、その違背があったとき、それを理由として殺人罪の違法性を

肯定する方向に人を誘導するおそれもある[38]。ただ、他方において、次の意味においては、手続履践が行為の実体的評価を直接に左右することを承認することができよう。すなわち、治療中止が適法とされるためには、患者の病態、回復可能性、余命、予測される治療の効果等に関する医学的認識が前提とされるが[39]、そこにはかなり不確かな予測的判断が含まれる。この点に関し、もし患者の病態、回復可能性、余命、予測される治療の効果等について医療チームによる検討等を経ており、その時点の判断としては合理的だというのであれば、かりにそれが事後的には誤った判断であったことが判明したとしても、その判断に基づく行為を適法とすることができるのである（刑法理論的には、行為不法の欠落による違法性の阻却を肯定することができる）。

b．患者の自己決定権に依拠するアプローチをめぐって

次に、①の見解について見ると、それは患者本人の自己決定権を根拠に据えることでもっとも広い支持を期待できる（その意味で合意形成には役立つ）といえよう。たしかに、①の見解に対しては、次のような批判も可能であろう。すなわち、治療中止の問題は、実際上、患者本人の現実的意思が不明な場合に現実化するのであり、本人による「事前指示」についても、日本ではこれに関する「文化」がいまだ育っていない（すなわち、行う側の意識においても、その名宛人になる側の意識においても、それが根を下ろしているとはいえない）のである。しかし、個人の自己決定権の保障という見地からすれば、事前指示は、自ら意思表明できない状態に陥ったときに自己の意思により医療的措置をコントロールするための唯一の手段・方法である。もし事前指示の効力を否定するとすれば、限界的ケースにおける自己決定権の行使の可能性を決定的に制約してしまうことになる。むしろ今後進むべき方向は、フィクションに陥らないように気をつけながらも、「事前指示の文化」を育てるとともに、事前指示に法的効力・拘束力を正面から承認していくことであろう。同じことは、家族の意思決定についてもいえる。患者本人は多くの場合、家族にその意思を伝えたり、家族と意見を共有したり、または少なくとも緊急時における判断を家族に委ねていると見ることができるものであるから、家族の意思表明は患者本人の意思（真意）を伝達するものとして把握することができ、これを尊重することは自己決定権の思想に合致するとともに、日本社会のあり方に最も適合した[40]、現実的な解決を与えるものでもある。それが必ずしも本人意思を反映するものとは限らないという難点については、家族意思を媒介にした決定が（事前指示とならんで）意思表明能力を

喪失した後の、自己決定のための唯一の手段・方法であることに鑑みるとき、それは致命的なものではないと考えることになるであろう。

この①の見解については、刑法202条が自死についての自己決定を制限している（すなわち、本人の反対意思にも関わらず生命保護を貫徹しようとしている）ことから、はたしてこれと整合的であるかという根本的な問題がある[41]。たしかに、ここで問題となっているのは、死への自己決定であるが、まさに刑法202条は、本人の死への自己決定に対し完全な違法性阻却の効果を認めていない（すなわち、協力者の行為を違法としている）のである。そうであるとすれば、終末期医療の場面であるにしても、死への自己決定に完全な正当化の効果を与えることはできないという結論が導かれそうである。しかしながら、ここでは、治療中止を求める自己決定である限り、積極的に生命を捨てることへの自己決定ではなく、「それ以上の生を強制されないこと」への自己決定、いわば防衛的な自己決定が問題となっている。刑法202条が制限しているのは、積極的に生命を捨てることへの自己決定のみであって、防衛的な自己決定についてはその埒外にあると考えることは不可能ではない。

たとえば、重病の患者に対し今から行おうとする点滴の薬剤中に、昇圧薬が入っており、それがないと心臓が弱くなり止まってしまう危険があるとする。もし患者が今から行おうとする昇圧薬の点滴を明示的に拒絶したとすると、医師はこの意思に従わなければならない。もし点滴を強制したとすれば、それは違法であり、傷害罪や強要罪が成立する可能性さえある。かりに昇圧薬の点滴をやめたせいで、患者の心臓が止まり、死を迎えるに至ったとしても、それは適法行為であり、刑法202条による自己決定の制約と矛盾するものではない。このような意味における防衛的な自己決定は、より完全な形で尊重されてよいと考えられる。そうであるとすれば、すでに開始された点滴を途中でやめて取り外す場合も、これと全く変わらないというべきであろう。このような「作為」においても、防衛的自己決定が問題となっている限りにおいて、202条による自己決定の制約は働かないと解することができるのである。ここから、医療関係者による治療の継続から免れようとする防衛的な自己決定を語りうるようなケースであれば、刑法202条による制約にも関わらず、治療中止行為を適法と評価することが可能であるといいうるように思われる。

このように、①による患者の自己決定の思想に立脚しつつ、自己決定の中に（刑法202条による制約を受けない）防衛的自己決定があるとする見解に

よることが妥当な方向を示すものと考えられる。結局、この見解は、積極的な殺害については本人の同意があったとしてもその行為を違法とし、これに対し、防衛的な自己決定を語りうるようなケースであれば、その行為を治療中止行為としてこれを適法とすることになる。防衛的な自己決定であるかどうかは、対応する医師の行為が「継続する治療からの撤退」にすぎないのか、それとも患者を積極的に殺す行為であるかと裏腹の問題である。そして、これを作為犯と不作為犯に対応させて考えることも十分可能である[42]。積極的な殺害行為は作為であるが、治療からの撤退を意味する行為であれば、それが作為により行われても、法的には不作為として理論構成するのである。しかし、このような形での作為と不作為の区別をめぐり合意が形成しにくいのであれば、作為と不作為の区別という議論とは離れて[43]、直截に防衛的な自己決定の行使にあたるといえるかどうかを基準とすることも可能である。治療のための一定の動作を行わないという医師の不動作のみならず、医師による一定の「作為的行為」も、医療従事者の、患者の受入れからはじまる一連の治療行為の全体の中において見たとき、継続してきた治療の中止のために行われたといいうる限りは、それを求める行為も防衛的な自己決定の行使の範疇に含められることになるのである。前掲・最高裁平成21年12月7日決定[44]も、「作為的行為」が「治療中止」として法的に許容される可能性があることを前提としているが、それは、以上のように考えたときにはじめて理論的根拠を獲得することになるであろう。

c．治療義務の限界論をめぐって

それでは、②の見解、すなわち治療義務の限界論についてはどのように考えるべきであろうか。医師による治療は、患者の同意（インフォームド・コンセント）によりカバーされる限度で許容される。したがって、治療の継続を拒絶する患者の意思が存在すれば、治療義務そのものが否定される。その意味では、①の見解によれば、治療を拒否する患者意思があるときには治療義務も否定され、治療義務のないところにおける治療の中止は、②の見解でも当然のことながら適法とされることになるはずである。こうして、患者の自己決定に基づく治療中止の適法化を語りうるケースでは、同時に治療義務の消滅に基づく義務づけの解消も生じている。その限りでは、①の見解と②の見解とは一致するのである。

しかしながら、治療義務が否定される場合の中には、治療を拒絶する患者の意思（自己決定）を根拠として、いわば主観的に治療義務が否定される場

合と、それとは別に、そもそもいわば客観的に治療義務が否定される場合とがあると考えられる。時間的には（多分に観念的な区別であるが）まず前者が到来し、次に、後者が到来するという二段階の関係に立つと解されるのである[45]。たとえば、交通事故に遭い、病院に搬送された患者の状態を診断した医師が、患者は脳死に切迫した状態にあり、救命は困難と考えて、人工呼吸器を装着しないというケースが想定できるであろう。かりにこのときに、近親者が呼吸管理の開始を強く求め、それにも関わらず、医師が医学上の根拠に基づき救命も延命も難しいと考えて人工呼吸器を装着しなかったとして、そのことが不作為による殺人罪を構成するものではない。ここでは、治療義務が客観的に消滅していると解することができる。これに対しては生命の価値に差を設けることとなり、「無益な治療」というテリブルな観念を肯定することになるという原理主義的な批判も不可能ではないのかもしれないが、それは大方の合意をうることのできる結論であろうと思われる。そうであるとすれば、②の治療義務限界論には、①の自己決定論には解消されない、独自の意味があるということになる。その限りで、治療中止の適法化は、二段階的な理論構成により基礎づけられることになるのである。

　そして、もしここまでの合意形成が可能なのであれば、この合意に立脚して、「治療の不開始」と「治療の中止」を等価値のものとして扱うことを徹底させることにより、刑法的介入の限界づけのための一線を引くことができるのではないだろうか[46]。すなわち、少なくとも刑法上の評価にあたっては、「治療行為を最初から差し控えること（withhold）」と、「開始した治療を中止すること（withdraw）」とは同列に置くべきだということである。言い換えれば、その患者の病態を前提としたとき、当該治療措置を開始することが刑法的に義務づけられない場合なのであれば、同じ病態の患者に対して継続している治療措置を中止するための「作為的行為」が行われたとしても、刑事責任は生じないという原則をここに適用すべきであると考えるのである[47]。交通事故に遭い、病院に搬送された患者の状態を診断した医師が、患者は脳死に切迫した状態にあり、救命は困難と考えて、人工呼吸器を装着しなかったという、前述のケースと、交通事故に遭い病院に搬送された患者に人工呼吸器が取り付けられたが、その後、脳死に切迫した状態となり、人工呼吸器を取り外して心停止に至らせたというケースとでは、同じ法的評価を受ける（すなわち、前者の行為が適法とされる患者の病態であれば、後者の行為も適法とされる）べきだということになる。

　もちろん、これに対しては、およそ治療行為を行わないことと、いったん

開始した治療行為を中止することとは、刑法的評価としては異なるという反論が予想されるところである。たしかに、海で溺れている人を救助しないで放置することと、いったん開始した救助行為を中止することとが別個の刑法的評価に値することには異論がない。しかし、患者の治療と救命を原則的に義務づけられた医療従事者とおよそ救命しえない患者との関係においては、この二つに区別はないと私は考えたいのである。また、刑法上、そこに区別を設けるならば、適切な線引きはもはや不可能となり、しかも、それにより、医療従事者はなるべく最初から治療を差し控えようとする方向に進みかねない（そのことにより、逆に生命保護が弱められる）ことが危惧される[48]。

5) 残された問題

　ここでは検討することのできない一つの大きな問題は、治療中止の前提として、患者の回復可能性と余命等に関する、どの程度の厳密で正確な医学的判断を要求するかである。かりに医師サイドから、そのような判断は正確に行いうるものではないし、客観的な証拠を提出できるものでもないが、医師としての経験上あるいは直感的に「今その一線を越えた」と分かるものだという見解が表明されたとき、法律家としてこれに対しどのように対応すべきであるかが問われる。患者の死に直結する治療中止の前提としては、厳密・正確な医学的判断とそれを支える客観的な証拠を要求すべきであり、そうでない限り治療中止行為は違法であると考えるべきであろうか[49]。そのことは、現在の医療の実務における治療中止行為の一定部分に対し法的に違法という評価を与えることとなり、刑法による医療現場への過度の介入を意味するものであろう。そうかといって、この重要な問題に関し、法的見地からの評価による規制をおよそなしですませることもできない。ここに大きな問題が未解決のままに残されているのである。

【注・文献】

1) その根拠については、井田良「脳死説の再検討」『西原春夫先生古稀祝賀論文集第3巻』（成文堂，1998年）49頁以下，同「人の『死』とその判定基準」刑事法ジャーナル3号（2006年）130頁以下，同『講義刑法学・各論』(有斐閣，近刊)などを参照。

2) 詳しくは，井田良「改正臓器移植法における死」日本臨牀68巻12号（2010年）2223頁以下を参照。

3) 「臓器の摘出」に関する6条1項は，次のように規定している。「医師は，次の各号のいずれかに該当する場合には，移植術に使用されるための臓器を，死体

（脳死した者の身体を含む。以下同じ。）から摘出することができる。一　死亡した者が生存中に当該臓器を移植術に使用されるために提供する意思を書面により表示している場合であって，その旨の告知を受けた遺族が当該臓器の摘出を拒まないとき又は遺族がないとき。二　死亡した者が生存中に当該臓器を移植術に使用されるために提供する意思を書面により表示している場合及び当該意思がないことを表示している場合以外の場合であって，遺族が当該臓器の摘出について書面により承諾しているとき。」

4) 現在でも刑法学の文献においてなお三徴候説を支持するのは，大谷實『刑法講義各論〔新版第4版補訂版〕』（成文堂，2015年）10頁，川端博『刑法各論講義〔第2版〕』（成文堂，2010年）11頁以下，前田雅英『刑法各論講義〔第5版〕』（東京大学出版会，2011年）13頁など。

5) ちなみに，もし日本刑法の解釈として三徴候説をとるのであれば，日本人の医師が外国の病院において脳死患者に装着された人工呼吸器を取り外したというときでも，国民の国外犯（3条6号）として，199条の適用があるということになってしまいかねない。

6) 刑法202条（自殺関与罪・同意殺人罪の処罰規定）は，次のように規定する。「人を教唆し若しくは幇助して自殺させ，又は人をその嘱託を受け若しくはその承諾を得て殺した者は，6月以上7年以下の懲役又は禁錮に処する。」

7) 見解が対立するのは，積極的安楽死行為の違法性阻却（正当化）を肯定してよいかどうかである。具体的ケースにおいて，安楽死行為を行った行為者につき，個別的にこれを宥恕すべき場合があることに反対する人はいない。法がその種の行為を正当であると宣言し（いわば，法による「お墨付き」を与えて），特に医療従事者にとっての行動準則に高めてよいのかどうかが問われている。

8) 名古屋高判昭和37年12月22日高刑集15巻9号674頁。その事案は，脳溢血で倒れ，2年前から全身不随であった父親を看護していた被告人が，容態が悪化し激痛を訴え，しゃくりの発作で息も絶えんばかりにもだえ苦しむ父親を見るに見かねて，牛乳に有機燐殺虫剤を混ぜて飲ませて死亡させたというものであった。

9) 名古屋高裁は，事案では，⑤と⑥の要件が充足されないとして，嘱託殺人罪（202条後段）の成立を認め，懲役1年執行猶予3年の判決を言い渡した。

10) 詳しくは，町野朔『犯罪各論の現在』（1996年，有斐閣）30頁以下を参照（これを「殺す側の論理」から「殺される側の論理」への変化と表現する）。

11) 横浜地判平成7年3月28日判時1530号28頁。事案は，末期のがん患者が，意識は失っていたものの苦しそうに呼吸をする状態にあったところ，医師である被告人が，患者の長男らに強く迫られ，点滴等の治療を全面的に中止し，ワソラン，さらに塩化カリウムを注射して死亡させたというものである。

12) 事案については，①，③，④の要件が充足されないとして，殺人罪の成立を認め，懲役2年執行猶予2年の有罪判決を言い渡した。

13) ただ，これに対しては，いかなる人の生命も絶対的な価値を持つものとして平

第6章　安楽死と治療中止

等な保護を貫徹すべきであるとし，末期患者だからといって，その保護を相対化・緩和するときには，「無価値な生命」は保護しなくてよいという全面的な優生思想に至る方向に進みかねないとする主張がある。これを滑りやすい坂道論（ないし危険な坂道論）という。

14) ドイツやスイス等，いくつかのヨーロッパの国の刑法においては，自殺関与（自殺の教唆と幇助）が原則として犯罪とされておらず，その限りで，死への自己決定に対する制約が除かれている。日本の刑法は，自殺関与を犯罪とすることにより（202条前段を参照），「ファイナル・エグジット」を閉ざしているが，しかし，学説の多くは，この厳格さを積極的安楽死を合法化するという形で緩和してきたといえるのである。

15) 筆者は，『刑法総論の理論構造』（2005年，成文堂）209頁以下においては，積極的安楽死違法説を支持していたが，現在では，規範論理の問題としては合法説を論駁することは困難と考えるに至っている。この点について，甲斐克則『安楽死と刑法』（2003年，成文堂）についての筆者の書評・年報医事法学19号（2004年）208頁以下を参照。

16) ただし，死期が切迫した人の死期を若干早める行為は，その行為の時点で見ると「健康状態を悪化させる行為」にすぎず，生命危険行為でしかないとも解しうる。そうであるとすれば，傷害罪の構成要件に該当するにすぎず，殺人罪の構成要件には該当しないとする解釈も不可能ではない。

17) 推定のための手段としては，事前の本人の言動や，親族の意見等が考えられる。

18) もちろん，他面において，同意の擬制（フィクション）に至るおそれがあることにも注意する必要がある。

19) なお，間接的安楽死行為に関連して錯誤の問題が生じうる。すなわち，医師が患者の苦痛緩和のため，その死期が早まることを認識しつつ一定の措置を行ったところ，予期に反してすぐに患者が死亡するに至ったというケースの刑法的評価が問題となるのである。医師において，患者の容態との関係で間接的安楽死行為として許容される範囲内の事実が認識されていたというのであれば，少なくとも殺傷罪の故意は阻却されることとなろう。

20) 最決平成21年12月7日刑集63巻11号1899頁。この決定につき，入江猛『最高裁判所判例解説刑事篇平成21年度』557頁を参照。

21) 用語としては，「尊厳死」という情緒的意味を担ったものより，「治療行為の中止」ないし「治療中止」という，ニュートラルな表現の方がより望ましいと考えられる。

22) 人の終期（死亡時期）に関し脳死説をとるときは（前出「[1]人の終期（死亡時期）について」を参照），脳死者は死者であることから，治療の継続はもはや問題とならない。

23) その他，人工透析，血漿交換，IVH，抗がん剤の投与，人工呼吸器の装着・作動，点滴による薬剤の投与等がある。

24) たしかに，そこには，スイッチを切る・装置を取り外すという作為があり，そ

の結果として心停止が生じている事実はあるが，そのことは法的評価の対象を本質的に不作為と見ることの妨げになるものではない。

25) 人工呼吸器の換気量を減らしたり，点滴による昇圧薬の投与をやめることにより心停止を生じさせても殺人ではないが，即時にスイッチを切ることは殺人にあたるとするのは，合理的な区別ではない。また，点滴のようにそのつど補給しなければならないものか，人工呼吸器のように継続的に動くものかという技術的な差異を前提に，決定的な法的評価の相違を導くことにも，納得のいく説明が与えられていない。

26) 横浜地判平成7年3月28日（前掲注11）。

27) 横浜地裁は，治療中止の根拠は，自己決定権の理論と医師の治療義務の限界にあるとし，その要件は，①治癒不可能な病気に冒され回復の見込みがなく死が避けられない末期状態にあること，および，②治療中止の時点において治療中止を求める本人の意思が存在すること（ただし明確な意思表示がなくても推定的意思で足り，事前の文書による意思表示やさらには家族の意思からそれを推定できることで足りる）であるとした（事案については，点滴等の取り外しについて，②の要件に欠けるとした）。

28) 東京高判平成19年2月28日判タ1237号153頁。

29) 最決平成21年12月7日（前掲注20）。

30) 代表的なものとして，甲斐克則「安楽死・尊厳死」西田典之，山口厚，佐伯仁志編『刑法の争点』（有斐閣，2007年）37頁，同「終末期医療における病者の自己決定の意義と法的限界」飯田亘之，甲斐克則編『終末期医療と生命倫理』（太陽出版，2008年）39頁以下などを参照。

31) 代表的なものとして，佐伯仁志「末期医療と患者の意思・家族の意思」樋口範雄編著『ケース・スタディ生命倫理と法〔第2版〕』（有斐閣，2012年）69頁以下。

32) 最決平成21年12月7日（前掲注20）。

33) 町野朔「患者の自己決定権と医師の治療義務—川崎協同病院事件控訴審判決を契機として—」刑事法ジャーナル8号（2007年）51頁以下は，本人意思またはその推定的意思を基本としながら，医師の裁量を認め，医師が「患者の最善の利益」を考慮することにより，治療行為の実行・中止を決定すべきだとする。そして，患者の自己決定と治療義務は「患者の最善の利益」を判定するための二つの要素であるとする。この点について，町野朔「書評・甲斐克則著『安楽死と刑法』」法学教室275号（2003年）75頁を参照。また，田中成明「尊厳死問題への法的対応の在り方について—川崎協同病院事件控訴審判決を機縁とする一考察—」法曹時報60巻7号（2008年）2067頁以下も，患者の自己決定権と治療義務の限界という両方の要件がともに充足された場合にはじめて違法性が阻却されるとする立場によりつつ，医師の裁量を重視する点で，町野説に近い。

34) 特に，樋口範雄『続・医療と法を考える—終末期医療ガイドライン—』（2008年，

有斐閣）79頁以下が示唆に富む。

35) 詳しくは，前田正一「終末期医療における患者の意思と医療方針の決定—意思の行為が法的・社会的に問題にされた事例を踏まえて—」甲斐克則編『終末期医療と医事法』（信山社，2013年）17頁以下を参照。
36) このガイドラインは，治療中止のみを問題とするものではなく，終末期医療およびケアに関わる重要な方針決定のための手続についての指針を示している。患者意思にかなった治療の原則を基本に置き，「患者の意思」，「家族の推定する患者の意思」，「患者にとっての最善の治療方針」の順で重要性が認められるとされる。治療中止の局面を念頭に置いて，いつ・どういう態様で・いかなる治療行為を中止することが許されるのかについての内容にまで踏み込んだものではない
37) 井田良「終末期医療における刑法の役割」ジュリスト1377号（2009年）83頁を参照。
38) この点について，辰井聡子「終末期医療とルールの在り方」甲斐克則編『終末期医療と医事法』（信山社，2013年）217頁以下を参照。
39) この点につき，最決平成21年12月7日（前掲注20）は，治療中止が適法とされる前提として，患者の病状，回復可能性や余命等についての的確な医学的判断が行われることが必要だとしている。
40) この点につき，町野朔『生命倫理の希望—開かれた「パンドラの箱」の30年』（上智大学出版，2013年）173頁以下を参照。
41) たとえば，辰井「終末期医療とルールの在り方」（前掲注38）224頁以下。また，西田典之ほか編『注釈刑法第1巻』（有斐閣，2010年）407頁以下（今井猛嘉執筆）も参照。
42) たとえば，「生命維持治療の限界と刑法」法曹時報51巻2号（1999年）14頁以下は，このような理論構成のための一つの試みである。
43) 最近のドイツにおける議論については，武藤眞朗「ドイツにおける治療中止—ドイツにおける世話法改正と連邦通常裁判所判例をめぐって—」甲斐克則編『終末期医療と医事法』（信山社，2013年）所収，206頁以下を参照。
44) 最決平成21年12月7日（前掲注20）。
45) 井田良「終末期医療と刑法」ジュリスト1339号（2007年）45頁を参照。
46) この点について詳しくは，すでに，井田「終末期医療と刑法」（前掲注45）44頁以下において論じた。
47) このような意味で治療義務がどのような場合に否定されるかについては，医学的知見によらなくてはならない。この点について，日本尊厳死協会『新・私が決める尊厳死—「不治かつ末期の具体的提案」—』（中日新聞社，2013年）を参照。また，日本救急医学会が「救急医療における終末期医療に関する提言（ガイドライン）」（2007年11月）において，いずれもいったん開始した治療を中止する場合を念頭においてのことであるが，四つの場合を挙げていることが参考になる。すなわち，①不可逆的な全脳機能不全（脳死診断後や脳血流停止の

確認後なども含む）と診断された場合，②生命が新たに開始された人工的な装置に依存し，生命維持に必須な臓器の機能不全が不可逆的であり，移植などの代替手段もない場合，③その時点で行われている治療に加えて，さらに行うべき治療方法がなく，現状の治療を継続しても数日以内に死亡することが予測される場合，④悪性疾患や回復不可能な疾病の末期であることが，積極的な治療の開始後に判明した場合である。

48）この点につき，辰井聡子「治療不開始／中止行為の刑法的評価—『治療行為』としての正当化の試み」明治学院大学法学研究86号（2009年）64頁以下を参照。
49）最決平成21年12月7日（前掲注20）は，この方向にあるといえよう。

（井田　良）

第7章
終末期医療に関するガイドライン

はじめに

　救急集中治療における人工呼吸、機械的また薬物的循環補助、各種急性血液浄化、高カロリー輸液や経腸栄養による栄養管理、ホルモンによる水電解質管理など、全身管理の進歩は危機的患者の救命率を劇的に向上させた。また、一方で中枢神経系や主要臓器の機能の回復が見込まれない状況＝いわゆる終末期＝であるにもかかわらず、比較的長期にわたり心臓を動かしておくことを可能とさせた。

　国民はこのような状況に至ったときに自分がどのような医療を希望するのであろうか。厚生労働省の「人生の最終段階における医療に関する意識調査」報告書では、事前に書面で意志表示している国民は3.2%にすぎない[1]。しかし、「交通事故で心肺停止後に蘇生したが、2週間の経過時点で意識はなく、人工呼吸器と点滴を受けている場合」という設定で、「状態が悪くなるのに対応した更なる治療を望みますか」、また、「あなたは現在の治療の継続を望みますか」と質問したところ、それぞれ79.7%、68.2%が「望まない」と回答している。しかし、しばしば家族は終末期の状態を受け入れられず、"奇跡"を期待し、あらゆる延命治療を希望しできるだけ長く「心臓が動いていること」を望むことがある。時には90歳を超える超高齢者の家族であっても同様のことがみられ、家族の意向が必ずしも患者本人の意向と一致するとは限らない場合がある。

　医療者は回復の見込みがなく、自然な状態であれば心臓死に至る患者の心臓を動かし続けることが，本当に患者にとって良いことなのかどうか疑問をもっている。また、終末期患者の増加は莫大な医療費を必要とし、さらに、限りあるICUベッドが占有され、救命できる重症患者が入室できないという不公平性も感じている。では、患者と家族がこのような治療をやめて欲しいと言ったとき、医療者はそれに応えることができるのであろうか。

　人工呼吸器やECMOなどを止めることは死に直結し、1990年代後半以降、

延命治療の中止後に終末期患者が死亡したケースに、相次いで刑事介入がなされた。このような、延命治療の中止は1995（平成7）年の東海大学事件の横浜地裁判決で、「現在の医学の知識と技術をもってしても治癒不可能な病気に患者が罹り、回復の見込みがなく死を避けられない状態」と「治療行為の中止を求める患者の意思表示が存在」する場合に、延命治療を中止することができると述べており、これがひとつの判例となっている。しかし、その法的解釈は人によって異なり、延命治療の中止は本人の意思（推定意思も含め）と治療義務の限界から全く問題ないと考える人もいれば、一方で、殺人行為に当たると訴える人もいるのである。このような状況で、終末期医療はどうあるべきか、どうしなければならないのか、ということは救急集中治療の現場で働く臨床医を悩ませ大きな問題となっている。

　それ故、厚生労働省や終末期患者を扱うことが多い医学会ではこの10年で、相次いで終末期医療に関して勧告、提言、ガイドラインなどを発表してきた。2006年8月に日本集中治療医学会が"集中治療における重症患者の末期医療のあり方についての勧告"[2]を、2007年5月に厚生労働省が"終末期医療の決定プロセスに関するガイドライン"[3]を、同年11月日本救急医学会が"救急医療における終末期医療に関する提言（ガイドライン）"[4]を発表し、2008年、2009年には、日本医師会[5]、日本学術会議[6]、日本病院協会[7]なども、終末期医療ガイドラインに類するものを発表している。さらに、2010年には日本循環器学会が"循環器疾患における末期医療に関する提言"[7]を発表した。

　ここでは、日本集治療医学会、厚生労働省、日本救急医学会、日本循環器学会が作成したガイドラインについて解説し、その後、2014年11月に3学会合同で作られた"救急・集中治療における終末期医療に関するガイドライン～3学会からの提言～"[8]の意義を述べることとする

1　日本集中治療医学会 "勧告"[1]

　2006（平成18）年8月、日本集中治療医学会は当時の平澤博之理事長の名前で会員に対して、"集中治療における重症患者の末期医療のあり方についての勧告"を発表した。これは、急性期患者の終末期医療に関するガイドラインの類としてはわが国の嚆矢となるものである。

　日本集中治療医学会の"勧告"の序文には、"集中治療の使命が急性重症

患者の救命であることは言うまでもない。しかし、重症であればあるほど、可能な限りに濃厚で高度な集中治療をもってしても、救命不可能な状態に陥るのを阻止できない場合がある。この急性重症患者の末期状態においては、集中治療はもはや尊厳を持って死に行く者を畏敬の念を持って見守る末期医療に代わらざるを得ない。"と書かれている。

　この勧告では、終末期医療という言葉はなく、末期医療、末期状態という言葉が用いられている。しかし、末期状態の説明で、"本勧告で用いた末期状態は、集中治療室等で治療されている急性重症患者の終末期を意味するものであり、「不治かつ末期」の状態である。"と述べており、ここでの"末期"という言葉は、"end-stage of disease"ではなく、"end-stage of life"のことであり終末期を意味していることを解説している。

　この勧告では、終末期患者の治療に携わる頻度の高い集中治療専門医に、医学的、法的ならびに倫理的に適正な判断と手続きを取ることを求め、"治療の手控え"並びに"治療の終了"について基本的原則を述べている。"治療の終了"という言葉は通常用いられず、"治療の中止"といわれることが多いが、この勧告では集中治療が終了して終末期医療に移行するという意味と考えられる。

　終末期医療に移行する要件は、①患者の意思、②医学的妥当性と家族の同意、③経過の透明性の維持、の3点があげられている。患者本人の意思確認については、事前指示など書面での確認以外に、家族、同居者、親しい友人からの証言に基づく確認（推定意思）であってもかまわないとしている。家族の意思の確認や選択肢の決定に当たっては、代表した意思を持たない家族と担当医が単独で話し合うような事態は避け、予定された日時と場所に複数の医療者と代表する意思を持つ家族が集まり、合議のうえで決定すべきであるとされている。また、治療の選択肢決定にあたって、医療者は家族にその内容と実施した場合に予想される臨床経過を具体的かつ平易に説明すること、途中で選択を変更できること、変更しても後戻りできない段階があることについて説明し、およそ12時間以上の間隔を置いて再度確認すべきであるとしている。そして、もし異議を唱える家族がいる場合、治療の手控えあるいは治療の終了は選択すべきでないと勧告している。

　担当医は終末期状態であると推定した場合、また、患者あるいは家族の意思を把握した段階で施設内の公式な症例検討会等で合意を得るべきであるとして、このことは、診療録に経過を記載することと合わせて、透明性を高め維持するための方策として不可欠な要件としている。

表　日本集中治療医学会"勧告"における検討すべき終末期医療の諸課題

1) 終末期医療に関わる倫理アドバイザー制度の創設について
2) 終末期医療の選択に関わるリビングウィルあるいはアドバンス・ディレクティブを表明する市民レベルでの運動の推進について
3) 終末期医療を選択した事例に対する peer review 体制について
4) 終末期状態の普遍的な判断基準について
5) 終末期医療に関わる根幹的な諸課題の専門的検討を目的とした関連学会，関連省庁ならびに法律・倫理の専門家，学識経験者，メディア代表者などで構成する第三者機関の創設について
6) 倫理アドバイザーを補佐する倫理アシスタント（倫理的判断を行う際に必要となる事実関係の確認，資料の収集や整理等を行う者）の育成について
7) 本勧告の充実と具体化について
8) その他，終末期医療に関わる新たな課題について

　また、治療の手控え並びに治療の終了の実施に当たっては、当然ことながら、患者の疼痛、苦痛を完全に除去する緩和医療が強調されている。そして、各施設は、上記の手順に準じたマニュアルを作成し、その遂行に必要な体制を整備すべきであることを述べている。

　さらに、この勧告では検討を進める諸課題として、表に示す8つの項目をあげており、この中には医療者の中に倫理アドバイザーや補佐の育成、終末期の医学的判断情報の共有化、市民への啓発など、今もって非常に重要な内容が含まれ、格調高い勧告となっている。

　しかし、この勧告の問題点は、終末期の状態に関する具体的記載がなく、読み方によっては家族に一人でも反対する者がいる場合、終末期医療に移行できないことなどがあげられる。

2　厚生労働省"終末期医療の決定プロセスに関するガイドライン"[3]

　2007（平成19）年5月に厚生労働省が発表した"終末期医療の決定プロセスに関するガイドライン"[2] は、救急医療や集中治療における急性期患者だけを想定しているわけではなく、また、治療の終焉だけを意図したものでもなく、終末期医療の決定およびそのケアの原則を示したものである。このガイドラインでは、

1) 医療従事者からの適切な情報の提供と説明、それに基づいて患者が医

療従事者と話し合いを行い、患者本人による決定を基本とし、
2) また、多専門職種の医療・ケアチームが医学的妥当性と適切性を慎重に判断すること
3) 疼痛、不快な症状緩和、患者・家族に対する総合的な医療及びケアが必要であること
4) 積極的安楽死を対象としない

などをあげている。

このガイドラインでは積極的安楽死を明確に排除している。これは、わが国における終末期医療における法的な制限を強く示したものといえる。

また、患者および家族に対する総合的な面からのアプローチを行うことが勧められており、これは、それまでの末期がん患者への取り組みから導き出されていることと思われるが、治療の手控え、治療の終了にあたっては患者家族の苦悩に対するこころのケアの必要性も述べている。

患者の意思確認ができない場合は、家族が患者の意思を推定することを許しているが、家族が患者の意思を推定できない場合や家族や知人がいない場合には、患者にとっての"最善の治療"方針をとることを基本とするとされている。

すなわち、①患者の意思の尊重、②患者にとっての最善の治療、という二大倫理原則に基づく終末期医療を指示している。

さらに、治療方針の決定に際し、基本的には医師や看護師などの医療・ケアチームにより行うことを述べているが、医療・ケアチームの中で医療内容の決定が困難な場合、患者・家族と医療従事者との話し合いの中で医療内容についての合意が得られない場合、家族の中で意見がまとまらない場合、医療従事者との話し合いの中で妥当で適切な医療内容についての合意が得られない場合等については、複数の専門家からなる委員会を別途設置し、治療方針等についての検討及び助言を行うことが必要であるとしている。

このプロセスガイドラインは、終末期の状態を定義しているわけではないし、具体的な終末期終焉の方法を述べているわけではないが、わが国の法学、臨床倫理学者が作成したものであり、終末期ガイドラインの基本となるガイドラインである。

3　日本救急医学会"提言(ガイドライン)"

　2007(平成19)年11月に日本救急医学会は"救急医療における終末期医療に関する提言(ガイドライン)"を発表した[2]。このガイドラインは日本集中治療医学会の"勧告"に次いで、急性期の終末期医療の終焉に関する医学会単位としての意志を示したものといえる。

　当時の山本保博代表理事と「終末期医療のあり方に関する特別委員会」の有賀委員長は、このガイドラインを使用するにあたっての留意点を述べている。そこでは、このガイドラインは終末期患者に遭遇した時の「考える道筋」を示したもので、"そのまま辿れば何らかの目的に至るような診療手順やマニュアルではない"、終末期患者に対して、"倫理的に正しく、かつ患者にとって最善の医療を行うことを具現している"と、終末期患者の治療中止や手控えを意図するのではなく、患者にとっての最善の医療を目的としていることを強調している。

　しかしながら、ガイドラインの冒頭に基本的考え方として、"救急現場では延命措置を中止する方が適切であると思われる状況があるにもかかわらず、その対応が明確に示されていない"、"医師の個人的な判断で延命措置を中止すれば、その後に世間から誤解を招く結果ともなりえない"、"このような問題を解決するには、日本救急医学会として終末期の定義と一定の条件を満たせば延命措置の中止を行うことができる指針を示す必要がある。以上のような理由で終末期の定義、及び延命措置への対応について記載する"と書かれている。以上のことから、作成の意図は別として、このガイドラインは臨床現場で終末期患者の治療終焉を行うための診療手順を救急医に示したガイドラインであるといえる。

　意識が無く、呼吸もなく、患者の事前意思は延命措置を望んでいなく、家族も長期の延命で朽ち果てる患者を見ることを望んでいない、そのような状況にあるにもかかわらず終末期患者の治療の中止や制限を言い出せなかった救急医にとって、ある意味、期待されたガイドラインでもある。

　日本救急医学会ガイドラインでは、初めて急性期(救急医療)における終末期の定義とその判断を示していることが特徴である。終末期とは、"突然発症した重篤な疾病や不慮の事故などに対して適切な医療の継続にもかかわらず死が間近に迫っている状態で、救急医療の現場で以下 1)～4)のいずれかのような状況を指す。"として、

1) 不可逆的な全脳機能不全(脳死診断後や脳血流停止の確認後なども含む)と診断された場合
2) 生命が新たに開始された人工的な装置に依存し、生命維持に必須な臓器の機能不全が不可逆的であり、移植などの代替手段もない場合
3) その時点で行われている治療に加えて、さらに行うべき治療方法がなく、現状の治療を継続しても数日以内に死亡することが予測される場合
4) 悪性疾患や回復不可能な疾病の末期であることが、積極的な治療の開始後に判明した場合

をあげて、「終末期」の判断については、主治医と主治医以外の複数の医師により客観的になされる必要があるとしている。

延命措置への対応としては、本人のリビング・ウィルなど有効なadvanced directives（事前指示）や家族の意思を尊重し、延命措置の継続を望む場合には終末期であっても治療の手控えや中止をすることなく、行われている治療を継続することとしている。これに関しては、日本集中治療医学会の勧告と同様の内容である。また、延命措置を望まない場合における医療チームとしての対応、カルテへの記載なども基本的には同様のことがきめ細かに述べられている。

このガイドラインの問題点は、終末期の定義と判断である。終末期は様々なパターンがあり、人工的な装置である人工呼吸器に依存しても終末期であるとはいえないし、また、現状の治療を継続しても数日以内に死亡することが予測されない終末期の場合もある。それから、日本集中治療医学会ガイドライン同様、家族の意思を優先することが述べられているが、厚生労働省のプロセスガイドラインでは本人の意思を重要としており、それが不明の時には患者にとって最善の治療を行うべきとしている。

4 日本循環器学会 "循環器疾患における末期医療に関する提言"[7]

日本循環器学会は2010（平成22）年12月に"循環器疾患における末期医療に関する提言"を発表した。日本循環器学会は、終末期ではなく末期 (end-stage of disease) 医療のガイドラインを作成することを目的に作業を進めた。しかし、"循環器病疾患における末期状態の定義を明確にできる段階ではなく、標準化のための指針を提示することは困難と判断し、ガイドラ

イン作成に向けた準備作業として、循環器領域の各疾患における末期状態の定義と末期医療の現状について把握・分析し、「循環器領域における末期医療への提言」としてまとめることにした"とのことである。

　循環器疾患の末期状態では、慢性に経過し増悪と緩解を繰り返すことがあり、この時期に、今後の治療手段や見通し、終末期のことを説明し意思確認を行う必要があると提言している。そして、終末期には本人意思や家族の意思を尊重しつつ、救命、延命、治療差し控え、中断等を検討する必要であるとされている。終末期に関する考え方は、日本集中治療医学会の勧告、日本救急医学会のガイドラインと同様の考え方であると思われる。

　この日本循環器学会の"提言"の特徴は、幅の広い循環器疾患の病態に関する末期状態について可能な範囲で科学的根拠を基に記載していること、日本循環器学会の会員以外に他学会会員や看護師を協力者として導入し、末期及び終末期患者および家族への看護支援、肉体的・精神的苦痛の軽減なども詳しく記載していること、日本集中治療医学会、日本救急医学会、厚生労働省、日本医師会などの"勧告"、"ガイドライン"なども記載し、さらには内外の末期および終末期医療に関する文献を掲載していることである。この日本循環器学会の提言は末期、終末期医療の学習には大いに役立つものといえる。

　循環器の終末期の場合、しばしばPCPSが装着され、それ無しでは生命が維持できず、しかし、その継続はマンパワー、医療経済的に非常に大きな医療資源を必要とする。治療の限界であることは間違いないが、時には患者は意識が残っている可能性があり、その状態を終末期としてよいのか医療者としても判断が非常に難しいことである。

5　3学会終末期診療ガイドライン

　日本集中治療医学会では、2009年から氏家が新たに倫理委員長となり、委員も大幅に入れ替え、日本救急医学会の「救急医療における終末期医療のあり方に関する特別委員会」委員、日本循環器学会の「循環器疾患における末期医療に関する提言」を作成した委員長を倫理委員として迎えいれた。さらに、外部オブザーバーとして臨床倫理の専門家に教えを仰ぐ体制を整えた。
　そのうえで、2011年から、"終末期医療における臨床倫理問題に関する教育講座"を開始した。講師はわが国の臨床倫理の第一人者8名で、4回（合

計24時間）の講習で終末期医療における法的、倫理的、社会的事柄を学び、終末期医療がいかにあるべきかを学び、また、自ら考えることとした。それは、決して治療の中止や手控えを目的とするものでなく、真に患者の意思の尊重、患者にとって最善の医療はどうあるべきかを学ぶ講習である。

　また、倫理委員会の看護部委員が中心となり、ロールプレイを取り入れた"集中治療における終末期患者家族ケア講座"を開始した。これは、1回が3日間にわたるもので、非常に濃い内容となっている。家族の心の動き、医療者としての理解、寄り添うケアなどを症例のシミュレーションを通して学んでいくものである。

　急性期の終末期患者と接する医学会でこのような本格的な臨床倫理講座、こころのケア講座を開催しているところは他に見当たらない。救急医療や集中治療など重症患者の急性期医療に携わる医療者は終末期医療を初めとする臨床倫理、法律、社会的（宗教、経済、地理など）側面、そして患者および家族の心の動きに関する知識を救命医療の知識や技術と同様に有しておく必要がある。このようなことから、これらの講座は日本集中治療医学会会員だけのものでなく、救急医療、集中治療に携わり、臨床倫理を学ぼうとする医師や看護師に広く開かれている。

　この講座で学んでいく過程で、これまで作られた3学会の勧告、提言、ガイドラインに基本的に大きな違いはなく、単独医学会ごとの終末期医療ガイドラインではなく、厚生労働省のプロセスガイドラインの精神も取り入れ、最終的に3学会で共通のガイドラインを作成し、また、それらを社会や市民に理解してもらうことが必要であると考えるようになった。

　こうして、2014（平成26）年11月に完成したガイドラインは、「救急・集中治療における終末期医療に関するガイドライン～3学会からの提言～」とした。3学会の合同ガイドラインの作成の目的は、訴訟リスクを回避するための延命治療中止の基準を作成するという短絡的なものではない。家族の一員を失う患者家族の悲嘆を慮り、その一方で患者の尊厳を損なわず、患者がよりよい人生の最期を迎えるためのプロセスを示すガイドラインとして作成されている。終末期に陥った患者本人の意思が判明できる場合は、延命を望む場合であっても、望まない場合であっても、できる限りその意思に沿うこととしている。しかし、患者の意思が不明の場合は、医療者と家族が共に患者本人の最善の利益を考えることとしている。以下に、項目ごとに内容を説明する。

1）終末期の定義と判断
　3学会合同ガイドラインでは救急・集中治療における終末期の定義を"集中治療室等で治療されている急性重症患者に対し適切な治療を尽くしても救命の見込みがないと判断される時期"としている。そのうえで判断の助けとして、以下の（1）〜（4）のいずれかに相当する場合をあげた。
- （1）不可逆的な全脳機能不全（脳死診断後や脳血流停止の確認後などを含む）であると十分な時間をかけて診断された場合
- （2）生命が人工的な装置に依存し、生命維持に必須な複数の臓器が不可逆的機能不全となり、移植などの代替手段もない場合
- （3）その時点で行われている治療に加えて、さらに行うべき治療方法がなく、現状の治療を継続しても近いうちに死亡することが予測される場合
- （4）回復不可能な疾病の末期、例えば悪性腫瘍の末期であることが積極的治療の開始後に判明した場合

　これらは、例としてあげたものであり、これらに限定するものではない。終末期の判断は、一概に述べられるものでなく、医療・ケアチームがプロフェッショナルとして慎重に客観的に判断することが求められる。

2）延命措置への対応
　終末期と判断したら、医療チームは患者および患者の意思を良く理解している家族や関係者（以下、家族らという）に対して、患者の病状が絶対的に予後不良であり、治療を続けても救命の見込みが全くなく、これ以上の措置は患者にとって最善の治療とはならず、却って患者の尊厳を損なう可能性があることを説明し理解を得る。
　その結果、患者の意思や事前指示や推定意思がある場合は、それを尊重することを原則とし、それらがない場合は患者にとって最善の治療を選択するように家族と話し合っていくこととしている。本ガイドラインのもっとも重要なポイントは、「家族の希望を最大の決定因子にするのでなく、患者の最善の利益を考えること」である。

3）延命措置のあり方
　一連の過程において、すでに装着した生命維持装置や投与中の薬剤などへの対応として、
- （1）現在の治療を維持する（新たな治療は差し控える）、

(2) 現在の治療を減量する（すべて減量する、または一部を減量あるいは終了する）、
　(3) 現在の治療を終了する（全てを終了する）、
　(4) 上記の何れかを条件付きで選択する
などが考えられる。
　延命措置を減量、または終了する場合の実際の対応としては、例えば以下のような選択肢がある。
　(1) 人工呼吸器、ペースメーカー（植込み型除細動器の設定変更を含む）、補助循環装置などの生命維持装置を終了する。
　(2) 血液透析などの血液浄化を終了する。
　(3) 人工呼吸器の設定や昇圧薬、輸液、血液製剤などの投与量など呼吸や循環の管理方法を変更する。
　(4) 心停止時に心肺蘇生を行わない。
　上記の何れを選択する場合も、患者や家族らに十分に説明し合意を得て進める。また、いずれを選択した場合も緩和ケアを行い、治療の差し控えや中止はいつでも撤回できると家族に説明する。

4) 医療チームの役割
　3学会合同ガイドラインでは、救急・集中治療に携わる医療チームがその専門性に基づき、医療倫理に関する知識や問題対応に関する方法の修得をすることを求めている。患者が終末期であると判断され、その事実を告げられた家族らの激しい衝撃を慮り、家族らが患者にとって最善となる意思決定ができ、患者がよりよい最期を迎えるように支援することが重要である。医療チームは、家族らとの信頼関係を維持しながら、家族らが患者の状況を理解できるよう情報提供を行い、また、家族の一人を喪失することに対する悲嘆が十分に表出できるように支援する。

5) 診療録の記載
　終末期における診療録記載の基本においては、医学的な検討とその説明、患者の意思について、終末期への対応について、状況の変化とその対応、そして治療および方針決定のプロセスについて記載する。

おわりに

　終末期医療は治療の終焉だけでなく、緩和医療、悲嘆ケア、意思決定支援

なども含まれる。本ガイドラインの特徴は、東海大事件の判例、厚生労働省のプロセスガイドラインを参考に、終末期に至ったときに、患者の意思と患者にとって最善の選択を重要視したこと、治療義務の限界、また、患者の意思により延命措置の終了に至るときには、緩和医療や家族に対する心のケアを医療者の義務であることを強調している。

　終末期医療における法的整備がない現在、このガイドラインはソフトローとしての役割を果たすことが期待されているが、もっとも重要なことは医療チームが真摯に患者・家族と十分に話し合いながら、患者の人生の最終段階における最善の医療のあり方を求めていく姿勢であろう。

【文　献】

1) 終末期医療に関する意識調査等検討会．人生の最終段階における医療に関する意識調査 報告書．平成26年3月．
http://www.mhlw.go.jp/bunya/iryou/zaitaku/dl/h260425-02.pdf#search='人生の最終段階における医療に関する意識調査'
2) 日本集中治療医学会．集中治療における重症患者の末期医療のあり方についての勧告．2006．
http://www.jsicm.org/pdf/kankoku_terminal.pdf
3) 日本救急医学会．救急医療における終末期医療のあり方に関する特別委員会．救急医療における終末期医療のあり方に関する提言（ガイドライン）．2007．
http://www.jaam.jp/html/info/info-20071116.pdf
4) 厚生労働省．終末期医療の決定プロセスに関するガイドライン．2007．
http://www.mhlw.go.jp/shingi/2007/05/dl/s0521-11a.pdf
5) 日本医師会第X次生命倫理懇談会．終末期医療に関するガイドライン．2008．
http://dl.med.or.jp/dl-med/teireikaiken/20080227_1.pdf
6) 日本学術会議臨床医学委員会終末期医療分科会．対外報告 終末期医療のあり方について―亜急性型の終末期について―．2008．
http://www.scj.go.jp/ja/info/kohyo/pdf/kohyo-20-t51-2.pdf
7) 全日本病院協会．終末期医療に関するガイドライン策定検討会．終末期医療に関するガイドライン～よりよい終末期を迎えるために～（概要）．2009．
http://www.ajha.or.jp/topics/info/pdf/2009/090609.pdf
8) 日本循環器学会．循環器疾患における末期医療に関する提言．2010．
http://www.j-circ.or.jp/guideline/pdf/JCS2010_nonogi_h.pdf

（氏家　良人）

第8章 救急治療現場における死亡診断書・死体検案書

はじめに

　救急医療においては患者の蘇生、救命が第一の目的であり、来院時心肺停止（CPAOA）例を含めて不幸にして救命できず、来院後短時間内に死亡を確認したら、救急医はそこでその患者に対する医療は終わったと考えがちである。そして、そこまでの経過、あるいは救急処置中に撮られた画像等を参考にして死亡診断書（死体検案書）を発行するのが一般的である。

　しかしその人に対する救急医療（行為）は、救命不能と判断して死亡を確認しただけでは終わったとはいえない。正確で間違いのない死因診断がなされた上で、正確な死亡診断書・死体検案書が発行されてはじめてその人に対する救急医療が完結したといえるのではないか。

　また、救急医療現場では心肺停止やそれに近い状態で搬送されてきた患者の画像検査を行うことがあると考えられるが、画像情報のみによる死因の決定は誤診を招く可能性がある。死亡時（死亡直前）のエックス線写真を有効に活用し、正確な死因判定の一助にしようとするなら、救急医療死亡例は全例解剖し、正確な死因を確定した上で画像を見直し、この死因の際はこのような画像が得られる、あるいはこのような画像が得られた場合には、ある特定の死因を考慮に入れるべきであるという考察を行うべきである[1]。しかしながら現在でも日本では救急医療現場における死亡例のほとんどが解剖されていない。

　本章では救急・集中治療現場において正確な死亡診断書・死体検案書を発行しようとする際の問題点を論じ、少しでも正確な死亡診断書・死体検案書が発行できるための一助としたい。

表　日本における解剖の種類

1. 系統解剖	教育・研究上，身体の構造を明らかにするため，医学に関する大学の解剖学教室で行う．
2. 病理解剖	教育・研究上，病死者の病変を明らかにするため，大学の病理学教室または病院病理部門で行う．
3. 法医解剖	(a) 行政解剖-検疫・食品衛生のため，および監察医による死因究明のための解剖 (b) 司法解剖-刑事訴訟法による犯罪捜査のための解剖 (c) 承諾解剖-遺族の承諾により死因究明のために行う解剖 (d) 新法解剖-警察署長の許可により死因究明のために行う解剖

1　日本における解剖の種類

　日本における死体の解剖は系統解剖、病理解剖、法医解剖の3種類がある（表）。救急医療現場における死亡例は少しでも治療を行えば院内死亡である。また、死亡を確認しただけでもその確認を医療行為と考えれば、いずれの場合も、死因が明らかな病死であると判断できれば病理解剖の対象となる。

　しかしながら突然の来院患者の死亡原因は不明なことが多く、救急医療現場の死亡例はそのほとんどが法医解剖の対象となる。この場合、医師法21条が「医師は、死体又は妊娠4月以上の死産児を検案して異状があると認めたときは、24時間以内に所轄警察署に届け出なければならない」と規定していることから、警察署への届け出が必要となる。この届出を行えば、解剖の必要性やその種類の決定権は救急医の手から離れる。

　上記のことを回避するために、救急搬送された多くの患者の死亡の状況は異状ではないとして、正確な死因究明のために承諾解剖をするという方法もある。しかしこの場合には、親族の突然の死亡という遺族の動揺、あるいは直ちに身元が分からず遺族がいないという、救急医療独特の条件のため、承諾をとることができないという問題が生じることがほとんどである。日本においては解剖の種類が多数あり、なおかつその運用が医師の裁量に委ねられていないことが、救急医療現場における正確な死亡診断書・死体検案書を発行する際の最大の問題点である。

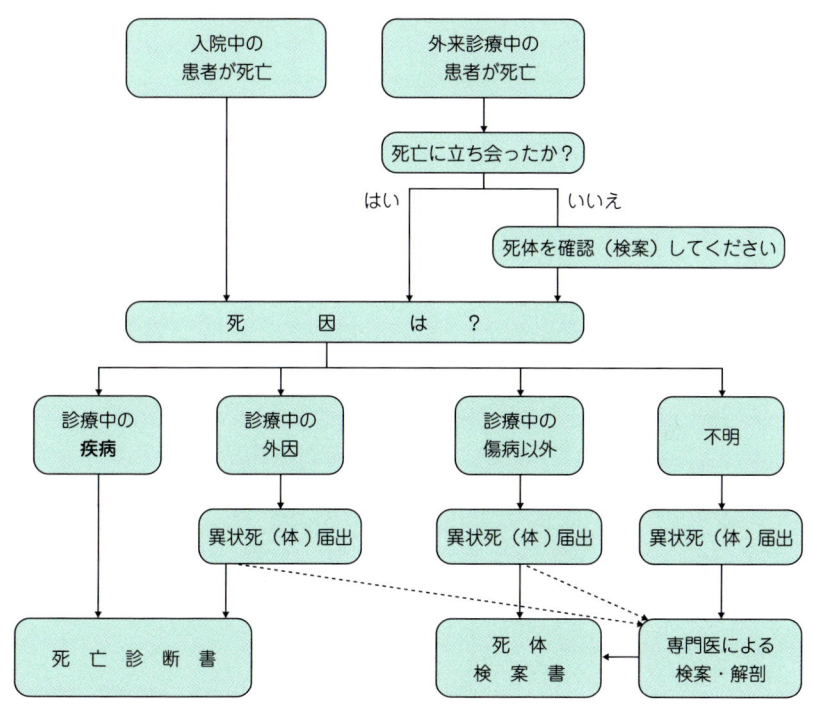

図1　入院中または診療中の患者が死亡したときの扱い

2　救急治療現場における異状死の届け出

　救急搬送された患者が死亡した場合、その者に対する医療行為が、入院させた上での治療とするか、外来診療とするかで死亡診断書・死体検案書の発行や異状死の届け出の必要性が異なる。一旦入院して死亡した場合はたとえその入院が短時間であっても、傷病で診療継続中の患者死亡となり、死因が疾病であるのか外因が関与しているのかを判断する必要がある。一方、救急外来で診療した場合は、その診療が死亡確認だけであったら死体の確認（検案）をした上で死因を考慮することとなる（図1）。いずれの場合も多くの症例が異状死届け出の対象となる[2]。

1) 異状死体の定義

　前述の医師法21条の規定について日本法医学会は平成6年5月に「異状死ガイドライン」を公表した。このガイドラインについては臨床諸学会、特に外科系の学会より医療の委縮につながるとの強い懸念が示された。そこで日本法医学会は平成14年9月に異状死ガイドラインについての見解を公表した。両公表に関与した者として以下にその全文を記載する。

a．日本法医学会異状死ガイドライン（全文）[3]

　医師法21条に「医師は、死体又は妊娠4月以上の死産児を検案して異状があると認めたときは、24時間以内に所轄警察署に届け出なければならない」と規定されている。これは、明治時代の医師法にほとんど同文の規定がなされて以来、第二次大戦中の国民医療法を経て現在の医師法に至るまで、そのまま踏襲されてきている条文である。

　立法の当初の趣旨はおそらく犯罪の発見と公安の維持を目的としたものであったと考えられる。

　しかし社会生活の多様化・複雑化にともない、人権擁護、公衆衛生、衛生行政、社会保障、労災保険、生命保険、その他にかかわる問題が重要とされなければならない現在、異状死の解釈もかなり広義でなければならなくなっている。

　基本的には、病気になり診療をうけつつ、診断されているその病気で死亡することが「ふつうの死」であり、これ以外は異状死と考えられる。しかし明確な定義がないため実際にはしばしば異状死の届け出について混乱が生じている。

　そこでわが国の現状を踏まえ、届け出るべき「異状死」とは何か、具体的ガイドラインとして提示する。

　条文からは、生前に診療中であれば該当しないように読み取ることもできるし、その他、解釈上の問題があると思われるが、前記趣旨にかんがみ実務的側面を重視して作成したものである。

【1】外因による死亡（診療の有無、診療の期間を問わない）
（1）不慮の事故
　A．交通事故

運転者、同乗者、歩行者を問わず、交通機関（自動車のみならず自転車、鉄道、船舶などあらゆる種類のものを含む）による事故に起因した死亡。
自過失、単独事故など、事故の態様を問わない。
B. 転倒、転落
同一平面上での転倒、階段・ステップ・建物からの転落などに起因した死亡。
C. 溺水
海洋、河川、湖沼、池、プール、浴槽、水たまりなど、溺水の場所は問わない。
D. 火災・火焔などによる障害
火災による死亡（火傷・一酸化炭素中毒・気道熱傷あるいはこれらの競合など、死亡が火災に起因したものすべて）、火陥・高熱物質との接触による火傷・熱傷などによる死亡。
E. 窒息
頸部や胸部の圧迫、気道閉塞、気道内異物、酸素の欠乏などによる窒息死。
F. 中毒
毒物、薬物などの服用、注射、接触などに起因した死亡。
G. 異常環境
異常な温度環境への曝露（熱射病、凍死）。日射病、潜函病など。
H. 感電・落雷
作業中の感電死、漏電による感電死、落雷による死亡など。
I. その他の災害
上記に分類されない不慮の事故によるすべての外因死。
(2) 自殺
死亡者自身の意志と行為にもとづく死亡。
縊頸、高所からの飛降、電車への飛込、刃器・鈍器による自傷、入水、服毒など。
自殺の手段方法を問わない。
(3) 他殺
加害者に殺意があったか否かにかかわらず、他人によって加えられた傷害に起因する死亡すべてを含む。
絞・扼頸、鼻口部の閉塞、刃器・鈍器による傷害、放火による焼死、

毒殺など。
　　　加害の手段方法を問わない。
（4）不慮の事故、自殺、他殺のいずれであるか死亡に至った原因が不詳の外因死
　　　手段方法を問わない。

【2】外因による傷害の続発症、あるいは後遺障害による死亡
例）頭部外傷や眠剤中毒などに続発した気管支肺炎
　　パラコート中毒に続発した間質性肺炎・肺線維症
　　外傷、中毒、熱傷に続発した敗血症・急性腎不全・多臓器不全
　　破傷風
　　骨折に伴う脂肪塞栓症　　など

【3】上記【1】または【2】の疑いがあるもの
　　　外因と死亡との間に少しでも因果関係の疑いのあるもの。
　　　外因と死亡との因果関係が明らかでないもの。

【4】診療行為に関連した予期しない死亡、およびその疑いがあるもの
　　　注射・麻酔・手術・検査・分娩などあらゆる診療行為中、または診療行為の比較的直後における予期しない死亡。
　　　診療行為自体が関与している可能性のある死亡。
　　　診療行為中または比較的直後の急死で、死因が不明の場合。
　　　診療行為の過誤や過失の有無を問わない。

【5】死因が明らかでない死亡
（1）死体として発見された場合。
（2）一見健康に生活していたひとの予期しない急死。
（3）初診患者が、受診後ごく短時間で死因となる傷病が診断できないまま死亡した場合。
（4）医療機関への受診歴があっても、その疾病により死亡したとは診断できない場合（最終診療後24時間以内の死亡であっても、診断されている疾病により死亡したとは診断できない場合）。
（5）その他、死因が不明な場合。
　　　病死か外因死か不明の場合。

b．日本法医学学会「異状死ガイドライン」についての見解（全文）[4]

医師法21条は、「医師は、死体又は妊娠4月以上の死産児を検案して異状があると認めたときは、24時間以内に所轄警察署に届け出なければならない」と規定しているが、この届け出るべき「異状死」とは何かについて、しばしば混乱が生じていた。そこで、日本法医学会は、平成6年5月に、「異状死ガイドライン」を作成し、異状死体を、「確実に診断された内因性疾患で死亡したことが明らかである死体以外の全ての死体」と定義した。またそのなかで、医療過誤の可能性のある場合について次のように規定している。

【4】診療行為に関連した予期しない死亡、およびその疑いがあるもの
　　　注射・麻酔・手術・検査・分娩などあらゆる診療行為中、または診療行為の比較的直後における予期しない死亡。
　　　　診療行為自体が関与している可能性のある死亡。
　　　　診療行為中または比較的直後の急死で、死因が不明の場合。
　　　　診療行為の過誤や過失の有無を問わない。

　これに対して日本外科学会等から批判が出ている。その批判は、診療行為中の患者の死をすべて異状死として届け出なければならないとするならば、それは医師の萎縮医療を招き、さらに医師と遺族との信頼関係を破壊するとの危惧を前提とするものである。またこの「異状死ガイドライン」が医師法21条に対する法解釈であるなら、異状死の届け出に関して自己負罪拒否特権が問題となるとの指摘もある。しかし日本法医学会「異状死ガイドライン」はその前文にも記載してある通り、「社会生活の多様化・複雑化にともない、人権擁護、公衆衛生、衛生行政、社会保障、労災保険、生命保険、その他に関わる問題が重要とされなければならない現在、異状死の解釈もかなり広義でなければならなくなっている」との考えに基づき、以下の点を考慮して作成されたものである。

①医師法21条は、「医師は、死体又は妊娠4月以上の死産児を検案して異状があると認めたときは、」とある。ここで言う検案とは単に死体で発見された場合の検査と言う意味に限局されるのではない。診療中の患者

においてもその死の判定をした後に、主治医あるいは他の医師は、正確な死亡診断書や死体検案書作成のために、その死の原因を究明すべく死体を詳細に観察することが必要である。そのような観察は検案に相当するもので、少しでも異状が認められたなら当然届け出の義務が発生するものである。したがって、医師法21条は医療機関における死亡にも適応されるとの考え方で何ら不合理はない。

②「診療行為に関連した予期しない死亡、およびその疑いがあるもの」とは、明らかに危険性が予見される手術合併症による術中、術直後の死亡や、診療行為中のすべての死亡例を異状死とするのではなく、あくまでも予期しない死亡あるいはその疑いのあるものを対象としている。特に診療行為中または比較的直後の急死で、死因が不明の場合は医療過誤であるかどうかはともかく、将来紛争になる可能性が高い。その際に正当な届け出がなされていないことは（解剖が行われているか否かは別として）、紛争の解決に大きな障害となる可能性が高いと言わざるを得ず、また事後に捜査対象となる可能性が高い。したがって、この項目に該当する場合は届け出る必要があることは理解できるものと考える。

③明らかな手術合併症による死亡まで届け出ることによって、医師の萎縮行為を招くとの考えがあるが、この場合、手術の難易度、予想される合併症は当然客観性を有するものであり、また患者あるいは家族はそれらを踏まえた上で手術に同意している訳である。したがって、明らかな危険性が予見され、その死に対して合理的な説明がつくものまでも異状死とするものではない。あくまでも当該手術において、明らかな手術合併症によらない予期せぬ死亡もしくはその疑いのある死亡と述べているのであって、このことを届け出ることによって医療が萎縮する理由にはなり得ないと考える。なお、家族が医師の説明や結果に対して納得せず、法的手段に訴えることがあったとしても、異状死体の届け出とは関係ないものである。

④警察に届け出ることによって医師と遺族との信頼関係の破壊につながるとの考えがあるが、その根拠が不明確である。患者との信頼関係を言うのであれば、最近の例に見られるように、これまで明らかな医療過誤であっても隠蔽してきた事実こそ問題であるといわねばならない。医療者自らが、第三者である警察に届け出、その判断を待つという姿勢を示すことこそ、患者・国民の医療への信頼を高める道である。ほとんどの場合、警察および第三者的立場にある医師による判断を得ることは、臨床

医にとっても益する所が多く、医療者自らが積極的に届け出る姿勢を取ることこそ患者との信頼関係を築くものである。また、明らかに医療過誤が疑われる場合には、当然のことながらそれを確認した当該医師以外の医師が届け出れば良く、この問題に自己負罪拒否特権を持ち出すことは、医療過誤でない大多数の例までも、患者側からは医療過誤を隠蔽しようという行為と受け取られかねず、不要な誤解を与え、かえって患者との信頼関係を損なうものと考えられる。

⑤病理解剖により死因を確認した後に異状死体の届け出をすれば良いのではないかとの意見があり、死体解剖保存法第11条においても「死体を解剖した者は、その死体について犯罪と関係のある異状があると認めたときは、24時間以内に、解剖した地の警察署長に届け出なければならない」と規定されている。しかしこの条文では犯罪の範囲が不明確であり、病理解剖医が医療機関での予期せぬ死亡を犯罪と関係ないと判断すれば届け出がなされないことになる。日本法医学会としては、死因のみならず死亡に至る過程が異状であった場合にも異状死体の届け出をすべきであるとしていることは前項までに述べた通りである。したがって、患者の予期せぬ死亡は解剖前に届け出るのが妥当であり、その後解剖への対応を警察等と協議すべきである。また解剖を実施するにしても当該医療機関で行うことは、中立・公平の面から遺族が不信感を抱く可能性があることは否めない。そのためにもできるだけ当該病院との間に中立性を確保している機関で解剖が行われることが望ましい。

以上のように、日本法医学会「異状死ガイドライン」は、決して医師の萎縮医療を招いたり、医師と患者の信頼関係を破壊するような結果にはならないものであり、むしろ、このガイドラインを広く適用することで国民からの医療に対する信頼を回復することになろう。したがって、日本法医学会としてはこの「異状死ガイドライン」を一般臨床医に広く周知させるためにも、厚生労働省が医師法施行規則中に別表として付すことを強く希望するものである。

2) 異状死届け出後の扱い

前述のように日本法医学会は異状死を、「確実に診断された内因性疾患で死亡したこと（病死）が明らかである死体以外の全ての死体」と定義している。

本来この異状死届け出の目的は、その制度趣旨からいって警察が犯罪捜査の端緒にすることにある。すなわち警察に届け出られたご遺体は必ず検視が行われ、犯罪性があれば鑑定嘱託のうえ司法解剖に付される。つまりこの規定は、当初より犯罪性が疑われる場合や、医療行為が全く関与しない場合のご遺体を想定している。しかしこの条文が戦後だけでも70年間使われてきたことで、実際上の機能として、人権擁護、公衆衛生の向上、衛生行政の立案、社会保障の充実、労災保険の給付、生命保険、損害保険の公正な運用など様々な問題に対応し、役立ってきたと考えられる。そのため医師法21条によって届け出ることによって、公正・中立な立場から死因が確定され、それによって死者、遺族、被疑者、治療者など、関係者の責任関係が明らかにされ、公平な法的判断の根拠が与えられるのだから、届け出によって一般的には不利益はないと考えられる。救急医療の現場においても正確な死因究明と死亡診断書・死体検案書の発行のため、この定義にしたがって積極的に届け出を行うことが望ましいが医療現場からの死亡例の届け出には大きな問題点がある。
　救急医療といえども医療現場での死亡例を異状死として届け出られた警察はそのご遺体を検視するにあたって当然のことながら犯罪捜査の端緒と考える。したがって現行法制度下ではほとんどの場合以下の経過をとる。

①異状死体の届け出を受けて司法警察官が検視し、それが明らかな犯罪、あるいは犯罪の疑いありと判断した場合、直ちに警察署長に報告される。
②報告を受けて警察署長は、刑事訴訟法229条の規定による変死として法医学の専門家の帯同のもとに司法検視を行い、検視調書を作成する。
③司法検視の結果、犯罪の疑いありとして、解剖の必要があると認めた場合、鑑識処分許可状を請求し、鑑定人（法医学者）を定めて、裁判所に司法解剖の手続きをとり、被疑者を定めて裁判官が交付する鑑定処分許可状のもとに司法解剖が行われる。

　この経過中、法医学の専門家の帯同とは、一般的には嘱託を受けた警察医が検視に立会うことを指すが、救急医療現場からの届け出で、その病院で警察による検視が行われる場合は、立ち会う医師はまさに救急医となり、法医学的知識が乏しい場合は警察への助言などはできず、前述の解剖の種類はおろか解剖するか否かを含めたほとんどの判断が警察任せとなる。そのため救急医には検死、検案を含めた法医学知識が必要である。

3 死体検案とは

　医師が死体を外表から検査する行為を検死といい、検死により得られた医学的所見に加え、死体をとりまく種々の状況や死亡者の既往歴などを検討した上で、死因、死因の種類、死亡時刻、法医学的異状の有無等を判断することを死体検案という。死体検案は医師が専門知識をもって行う判断行為であり、医師がこれを行う場面には二通りある。

　一つは、医療機関収容時等に既に死亡している人あるいは医療機関で死亡した人を検案する場合で、医師の中でもまさに救急医がもっとも頻繁に行っている医療行為である。検案した救急医が異状死体と判断しその旨を所轄警察署へ届け出ることにより、初めて警察による検視、すなわち捜査活動が開始されることになる。つまり救急医は常に検案の後で警察へ届け出ていることになる。

　もう一つは、異状死体として届け出られた死体の検視に際し、警察官が行う検視の補助手段として医師に依頼される検案である。これは前述のごとく、救急医療現場から届け出られた場合は救急医の役割となる。

　両者は医師が行う行為自体としては大差なく、前者が医師としての基本的判断（死亡診断）行為であるのに対し、後者は異状死体に対する検視の一助となるべき行為である。積極的に警察への届け出を行っている救急医は無意識のうちに両者の検案を行っていることになる。

4 死亡診断書・死体検案書

　医師法施行規則第20条で、「医師は、その交付する死亡診断書又は死体検案書に、次に掲げる事項を記載し、記名押印又は署名しなければならない」と、死亡診断書・死体検案書に医師が記載する事項については細かく決められており、日本ではその様式は完全に統一されている（図2）。

　また、医師法第19条2では、「診察若しくは検案をし、又は出産に立ち会った医師は、診断書若しくは検案書又は出生証明書若しくは死産証書の交付の求があつた場合には、正当の事由がなければ、これを拒んではならない」、同第20条では「医師は、自ら診察しないで治療をし、若しくは診断書若しくは処方せんを交付し、自ら出産に立ち会わないで出生証明書若しくは死産

死亡診断書（死体検案書）

この死亡診断書（死体検案書）は、我が国の死因統計作成の資料としても用いられます。かい書で、できるだけ詳しく書いてください。

記入の注意

氏　名		1 男 2 女	生年月日	明治 昭和　　年　月　日 大正 平成　　満　歳 （生まれてから30日以内に死亡したときは生まれた時刻も書いてください）午前・午後　時　分
死亡したとき	平成　年　月　日　午前・午後　時　分			

←生年月日が不詳の場合は、推定年齢をカッコを付して書いてください。

夜の12時は「午前0時」、昼の12時は 午後0時」と書いてください。

死亡したところ及びその種別	死亡したところの種別	1病院　2診療所　3老人保健施設　4助産所　5老人ホーム　6自宅　7その他
	死亡したところ	番地 番　号
	（死亡したところの種別1～5） 施設の名称	

←「老人ホーム」は、養護老人ホーム、特別養護老人ホーム、経費老人ホーム及び有料老人ホームをいいます。

死亡の原因 ◆Ⅰ欄、Ⅱ欄ともに疾患の終末期の状態としての心不全、呼吸不全等は書かないでください。 ◆Ⅰ欄では、最も死亡に影響を与えた傷病名を医学的因果関係の順番で書いてください。 ◆Ⅰ欄の傷病名の記載は各欄一つにしてください。 ただし、欄が不足する場合は(エ)欄に残りを医学的因果関係の順番で書いてください。	Ⅰ	（ア）直接死因		発病(発症)又は受傷から死亡までの期間 ◆年、月、日等の単位で書いてください。 ただし、1日未満の場合は、時、分等の単位で書いてください （例：1年3か月、5時間20分）	
		（イ）(ア)の原因			
		（ウ）(イ)の原因			
		（エ）(ウ)の原因			
	Ⅱ	直接には死因に関係しないがⅠ欄の傷害経過に影響を及ぼした傷病名等			
	手術	1無　2有	｛部位及び主要所見｝	手術年月日	平成 昭和　年　月　日
	解剖	1無　2有	｛主要所見｝		

傷病名等は、日本語で書いてください。
Ⅰ欄では、各傷病について発病の型（例：急性）、病因（例：病原体名）、部位(例：胃噴門部がん)、性状(例：病理組織型)等もできるだけ書いてください。

妊娠中の死亡の場合は「妊娠満何週」、また、分娩中の死亡の場合は「妊娠満何週の分娩中」と書←いてください。

産後42日未満の死亡の場合は「妊娠満何週産後満何日」と書いてください。

←Ⅰ欄及びⅡ欄に関係した手術について、術式又はその診断名と関連のある所見等を書いてください。紹介状や伝聞等による情報についてもカッコを付して書いてください。

死因の種類	1病死及び自然死 外因死　不慮の外因死｛2交通事故　3転倒・転落　4溺水　5煙、火災及び火焔による傷害　6窒息　7中毒　8その他｝ その他及び不詳の外因死｛9自殺　10他殺　11その他及び不詳の外因｝ 12不詳の死

←「2交通事故」は、事故発生からの期間にかかわらず、その事故による死亡が該当します。
「5煙、火災及び火焔による傷害」は、火災による一酸化炭素中毒、窒息等も含まれます。

外因死の追加事項 ◆伝聞又は推定情報の場合でも書いてください	傷害が発生したとき	平成・昭和　年　月　日　午前・午後　時　分	傷害が発生したところ	都道府県　市 区 郡 町村
	傷害が発生したところの種別	1住居　2工場及び建築現場　3道路　4その他（　）		
	手段及び状況			

「1住居」とは、住宅、庭等←をいい、老人ホーム等の居住施設は含まれません。

傷害がどういう状況で起←こったかを具体的に書いてください。

生後1年未満で病死した場合の追加事項	出生時体重　グラム	単胎・多胎の別　1単胎　2多胎(　子中第　子)	妊娠週数　満　週
	妊娠・分娩時における母体の病態又は異状　1無　2有［　］3不詳	母の生年月日　昭和 平成　年　月　日	前回までの妊娠の結果 出生児　人 死産児　胎 （妊娠満22週以後に限る）

←妊娠週数は、最終月経、基礎体温、超音波計測等により推定し、できるだけ正確に書いてください。

母子健康手帳等を参考に書いてください。

その他特に付言すべきことがら

上記のとおり診断（検案）する　　診断（検案）年月日　平成　年　月　日

福岡市東区馬出3丁目1番1号　　本診断書（検案書）発行年月日　平成　年　月　日
九州大学医学部法医学教室

（氏名）　医師　　印

図2　日本の死亡診断書・死体検案書

証書を交付し、又は自ら検案をしないで検案書を交付してはならない。但し、診療中の患者が受診後二十四時間以内に死亡した場合に交付する死亡診断書については、この限りでない」と、死亡診断書・死体検案書の作成、交付の義務についても細かく規定されている。

死亡診断書・死体検案書には二つの大きな意義がある。一つは人間の死亡を医学的・法律的に証明することで、これにより戸籍が抹消されるとともに埋火葬許可が出される。また、記載された死亡時刻から先は人としての権利・義務がなくなる。もう一つはわが国の死因統計作成の資料となることで、これにより国民の保健・医療に関する行政の基礎資料となる[5]。このような意義のある重要な書類であるにも関わらず、日本の死亡診断書・死体検案書には致命的ともいえるいくつかの問題点がある。

1) 戸籍制度から見た問題点

日本における戸籍制度は、国民一人一人を（日本国内外の居住に関係なく）出生関係により登録する制度である。現在世界で日本のみに残っている制度であり、戸籍簿は日本国籍を有する者の身分関係を証明する公的証書である。この戸籍の抹消は、本人が死亡した後、医師等が発行した死亡診断書・死体検案書を、親族などの届出人が死亡届とともに当該市区町村役場の戸籍係へ提出して行う。このため届け出書類は一般的には左右二面の書式となっており、左面の死亡届を右面の死亡診断書・死体検案書の通りに記載する。この、戸籍を抹消するために必要な書類という面からは死亡診断書・死体検案書は極めて重要で、死亡時刻を含め正確な記載が絶対に必要であるが、逆に戸籍末梢の必要がなければ場合によってはどうでもいい書類となりかねない。これは救急医療の現場ではまれに起こり得ることである。全く身元が不明の死者であれば、市区町村役場は、死亡していることさえ明記されておれば埋火葬許可を出すのに何の支障もないわけで、その内容は重要視されず、極端な場合は警察などの聞き取りによる死亡証明のみで埋火葬許可を出し、死亡診断書・死体検案書の交付すら不必要とされることもある。

2) 書式上の問題点

前述したように、死亡診断書・死体検案書に医師が記載する事項については細かく決められている。そのなかには明らかに医師の医学的、法医学的知識のみでは判断が困難で、記載できない項目が存在する。諸外国の様式と比較して日本の死亡診断書の特徴として次の5項目が挙げられる。

①死亡診断書か死体検案書か選択しなければならない。

　死亡診断書は、診療継続中の患者が当該診療に係る傷病で死亡した場合に、診療した医師がその診療内容等の情報を基に記入する書類である。一方、死体検案書は、診療継続中の患者以外の死体を検案した場合、および診療継続中の患者であってもその死因が診療に係る傷病と関連しない原因により死亡した場合に、死体を検案した医師が検案内容を基に記入する書類である（図1）。死亡診断書と死体検案書のいずれを交付するかの根拠は、「死因が内因か外因か」あるいは「異状死体として検視（検案）されたか否か」とは無関係である。救急医療で特に問題となるのがこの診療に対する考え方である。救急医療においては本来ご遺体が搬送されてくることはないはずで、診療後に死亡確認、死亡診断書の発行の手順となるべきであるが、実際には前述したように搬送時すでに死亡しているか蘇生不可能な患者も多く、死亡確認のみを行った場合、それは死体検案と同義であり、発行するならば死体検案書となる。しかし、死亡確認には心電図や画像診断などを行うことがありそれらを診療行為とすれば死亡診断書となる。この死亡診断書か死体検案書かの選択は今でも極めて曖昧であり、次項の時間記載とも関わる問題点である。

②日時、時間を記載する欄が、死亡したき、発病（発症）又は受傷から死亡までの期間、傷害が発生したとき、の3か所ある。

　時間の記入は入院患者が疾病で死亡した場合はさほど問題とならないが、救急医療現場で時として遭遇する、外因死でかつ死亡確認のみを行った患者の死亡診断書・死体検案書においては、もっとも多い誤記載の原因となっている。高所からの転落や交通事故で重度の頭部外傷や全身の多発損傷がある患者が搬送され、死亡確認した場合、その確認時刻を死亡したしたとき欄に記入、外因死の追加事項の傷害が発生したとき欄に事故発生時刻を記入する（この時間自体が聞き取りによるもので正確とは言い難い）。この際当然のことであるがこの事故発生時刻から死亡したしたとき欄に記入した時刻までが、発病（発症）又は受傷から死亡までの期間欄に記入する時間となる。しかしこの欄に即死や急死、短時間と記載したり、明らかに整合性のない時間が記載されることが時として見られる。そもそも時間記入欄が3か所もあれば誤記入が起こるのは当然である。

③死因の種類が、病死及び自然死、不慮の外因死7種類、その他及び不詳の外因死3種類、不詳の死、の12項目に細分化され1つを選択する。

死因の種類を12分類しそのどれを選択するかは、そもそも明らかな病死以外は医学的、法医学的知識のみでは不可能であり、必ず警察などからの聞き取りが必要である。例えば縊首後搬送され死亡を確認した場合、死因の種類を自殺とするためには、少なくとも遺書の有無を含めた現場の状況や動機などを聞く必要がある。また、海や川でおぼれた人が搬送され蘇生しなかった場合、医学的に死因を溺死とすることは可能だが、死因の種類は溺水とは限らない。入水の原因が自らの意志なら自殺、他人が突き落としたなら他殺、船同士の衝突で転落したならば交通事故となり、アルコールの影響やつまずきなどの本人の過失で入水した場合に溺水を選択することとなる。そのため外因死で状況が不明であればほとんどがその他及び不詳の外因を選択することになり、事実上この死因の種類の選択は、医学的判断とはいえない。

④外因死で死亡した場合に、前述の傷害が発生したとき以外に手段及び状況などを記載する追加事項欄がある。また、生後1年未満で病死した場合に記載する追加事項欄がある。

　いずれの欄もその記載に当たっては、捜査機関からの情報提供や母子手帳の確認などが必要で、特に外因死の手段及び状況欄は前述の死因の種類を選択するためにも重要な内容であるが、完全な伝聞情報であり、場合によっては間違っていることもあり、正確で必要十分な記載をすることは多くの場合不可能と考えられる。

⑤異状死体届け出に関する項目がない。

　前述したように、医師法21条によって異状死の届け出がなされれば、そのご遺体に対する警察の捜査が始まる。逆に医師が病死と判断して死亡診断書・死体検案書を発行すれば、そのご遺体は埋火葬（日本ではほとんどすべて火葬）されてしまう。つまり医師の病死という判断（警察に届け出をしないでよいとした判断）を検証ないし疑うシステムがない。このことがまれではあるが犯罪死の見落としが発生し、日本が死因不明社会であるといわれる一因となっている。これは死亡診断書・死体検案書に、警察への届け出に関する記載欄がないことも関係している。病死の判断をした場合は届け出をしなかったことを明記し、そのご遺体が警察の捜査対象とならなかったことがすぐに分かるような様式が望ましい。

3) 死亡診断書・死体検案書の新様式

　以上述べたように、現在の日本における死亡診断書・死体検案書には多くの問題点があり、特に救急医療の現場で使用するにはその記載に当たって多くの制限がある。そのため少なくとも以下のような様式に変更すべきである。
　①死亡診断書（死体検案書）を死亡証明書に統一する。
　②発病（発症）又は受傷から死亡までの期間欄を削除する。
　③手術の有無欄を削除する。
　④死因の種類を1.病死及び自然死、2.不慮の外因死、3.自殺、4.他殺、5.その他及び不詳の外因、6.不詳の死の6項目に統一する。
　⑤外因死の追加事項欄の「傷害が発生したところの種別」を削除する。
　⑥「生後1年未満で病死した場合の追加事項」の項目を削除する。
　⑦「警察への届出の有無」欄を新設する。
　⑧警察への届出が無の時は2名の医師の署名を必要とする。

おわりに

　救急医療現場における死亡例の取り扱いについて、異状死の届け出、死体検案、死亡診断書・死体検案書の発行の観点から解説した。特に救急医療現場において死亡診断書・死体検案書を発行する際の問題点、特に救急医にとって使いづらい、日本独特の書式の問題点について論じた。問題点は多々あるものの、この死亡診断書・死体検案書の発行が医療行為である以上、その誤記載は医療過誤の範疇に入るものと考えられ、常にその危険にさらされている救急医療の現場においては十分な注意が必要である。

【文　献】

1) 池田典昭．救急医療死亡例における死後画像診断の有用性と問題点．モダンメディア別冊　2007；53；315-8.
2) 日本法医学会編, 死体検案マニュアル第4版（2010年版）．東京：日本法医学会．
3) 日本法医学会異状死ガイドライン．
　http://www.jslm.jp/public/guidelines.html#guidelines
4) 日本法医学会「異状死ガイドライン」についての見解．
　http://www.jslm.jp/public/guidelines.html
5) 死亡診断書（死体検案書）記入マニュアル　平成27年度版．厚生労働省．
　http://www.mhlw.go.jp/toukei/manual/

（池田　典昭）

第9章 診療関連死の警察届出

はじめに

　1999（平成11）年に横浜市立大学病院「患者取違え事件」[1]等が発生して以来、医療事故をめぐる問題は、いまなお国民の間で大きな関心事である。そして、医療の安全を願わない人はいないであろう。筆者は、長年にわたり刑事法的観点から医療事故について研究してきたが、従来の法的レベルでの責任追及が、特定の個人の責任追及を志向した「個人モデル」から、原因を解明するという側面に焦点を当てた「組織モデル」へと移行しつつあることを感じつつある[2]。2014年6月の「地域における医療及び介護の総合的な確保を推進するための関係法律の整備等に関する法律」（平成26年法律第83号）により、第6次医療法改正が行われ、医療事故調査及び医療事故調査・支援センターに関する規定が設けられ、2015（平成27）年10月1日から、医療事故で死亡したときの原因究明および再発防止を目指す医療事故調査制度が施行されている。他方、医師法21条に規定された異状死体の届出義務をめぐる問題[3]は、改正の有無を含めてまだ解決されたわけではない。診療関連死として議論されてきた一連の課題は、なお残されている。そこで、本章では、診療関連死の警察届出をめぐる問題について論じる。

1　医師法21条をめぐる問題状況

1) 医師法21条の成立経緯

　1948（昭和23）年に制定された医師法は、第21条において、「医師は、死体又は妊娠4月以上の死産児を検案して異状があると認めたときは、24時間以内に所轄警察署に届け出なければならない。」と規定し、違反した場合、50万円以下の罰金に処する規定も有している（同法33条の2）。もともとこの医師法21条は、公衆衛生を主眼とした1906（明治39）年の医師法施行規

則9条を継受したものであり、あまり使われなかった[4]。ましてや、医療事故とは無縁と思われていたためか、医療現場でさえ、医師法21条違反が処罰の対象になるのかどうか、以前はあまり知られていなかった。ところが、1999（平成11）年に起きた都立広尾病院事件で、この問題がクローズアップされることになった。

2) 東京都立広尾病院事件[5]

1999（平成11）年2月11日、都立広尾病院において、看護師2名がヘパリンナトリウム生理食塩水と消毒液ヒビテングルコネート液を取り違えて点滴注射したため、患者が死亡した。病院は、当初は警察に届け出る方向で動いていたが、いろいろな事情から方針を変更し、主治医と院長が死因を書き換え、しかも警察署に届け出るのも見合わせた。これが虚偽有印公文書作成罪（刑法156条）・同行使罪（刑法158条1項）のほか、医師法21条違反の刑事事件として問われ、この2人が、同罪の「共謀共同正犯」で起訴された。

本件は、第1審で有罪、第2審も有罪で、最高裁判所まで争われた[6]。ポイントは、医師法21条は、医療事故であっても異状死体を発見した医師は所轄警察署に届け出なければならないということを強要できるか、にあった。ところが、憲法38条1項は、「不利益供述強要禁止」を規定しており、刑事事件の場合、被告人が自ら「自分がやりました。」と供述しなくてもよいことを保障している。したがって、医師についてもこれが当てはまるのではないか、という問題点が浮き上がったのである。そこで、医師法21条をめぐり合憲説と違憲説の争いが出てきた。学者の間では、やはり憲法違反の疑いがあるということは根強く主張されており、そうであるならば、今後この医師法21条はどのように運用していけばよいのか、ということが当然問題となる。

3) 最高裁判所平成16年4月13日判決

最高裁判所は、次のような2つの理由から、医師法21条は憲法違反ではない、という結論を出した[7]。ここでは重要な部分だけ取り上げることにする。

第1は、「医師法21条にいう死体の『検案』とは、医師が死因等を判定するために死体の外表を検査することをいい、当該死体が自己の診療していた患者のものであるか否かを問わないと解するのが相当であ」る、という点である。「検案」という言葉は、普段はあまり気に止められなかった。似た言葉で「死亡診断書」と「死体検案書」という言葉がある。従来、自分が診療

中のものについては「検案」という言葉は使わず、別の原因でその被害者が亡くなった場合に検案をして、法医学的な観点から、司法解剖をするとか、あるいは公衆衛生を考慮して行政解剖を行ってきたが、そういうものを主に「死体検案」と呼んでいた。しかしながら、最高裁判所は、本件において自らが診療中に事故で患者が亡くなった場合も、ここでいう「検案」にあたる、と判示したわけである。

第2は、「死体を検案して異状を認めた医師は、自己がその死因等につき診療行為における業務上過失致死等の罪責を問われるおそれがある場合にも、本件届出義務を負うとすることは、憲法38条1項に違反するものではないと解するのが相当である。」という点である。結論は合憲だと判断したが、理由づけは、簡単にいうと「公益」を重視したものである。犯罪に関わるおそれがあるといった場合に、「真相解明」というのが国家の義務としてある。すなわち、真実解明義務であり、これが刑事訴訟法の任務のひとつである（刑事訴訟法1条）。したがって、医師法21条も、それと連動して、原因を解明することと関係する。それは、あくまでも犯罪との関係での真相究明であり、その意味で「公益」がひとつの柱になっているということである。

さらに、医師免許の意義をあらためて強調し、「医師免許は、人の生命を直接左右する診療行為を行う資格を付与するとともに、それに伴う社会的責務を課するものである」と述べ、「このような本件届出義務の性質、内容・程度および医師という資格の特質と、本件届出義務に関する前記のような公益上の高度な必要性に照らすと、医師が、同義務の履行により、捜査機関に対し自己の犯罪が発覚する端緒を与えることにもなり得るなどの点で、一定の不利益を負う可能性があっても、それは、医師免許に付随する合理的根拠のある負担として許容されるものというべきである。」と結論づけたのである。つまり、「医師免許に付随する合理的根拠のある負担」、それがまた、ひとつのキーワードになる。

4）届出義務の射程

さて、このような論理で、最高裁は結果的には合憲判断を示したわけだが、問題はどこにあるか。医療事故には、死亡した場合もあるし、重度の障害ないし後遺症が残る場合もあり、さらには軽微な障害で済んだ場合もある。いったい届出義務を議論する場合に、どこまでを射程に入れるべきか。

医師法21条は、先ほど確認したように、あくまでも患者が死亡した場合が前提である。それ以上のことは何も書いていない。それでは、重い障害を

負った場合、届出はどうなるのか。そのことを踏まえて医師法21条の問題点を医療事故と関連づけて整理すると、「誰が、どこに、いつ、どのように届け出るのか」ということが問題となる。医師法21条は、「検案した医師」とは書いているが、医療事故というのは、チーム医療を考えた場合、いろいろな関わり方があるので、誰が所轄警察所に届け出るべきか、難しい場合もある。加えて、届出が医療事故防止にどのように役立つのか、という観点が抜けてはならないであろう。それから、筆者は、刑事法を研究している関係上、「刑事免責」との関係に注目している。届け出たのはよいが、憲法38条1項に抵触しないということであれば、最終的には「刑事免責」ということも考えなければならない。それは、いったいどういう手続きでやるべきか。この問題が、課題として残る。

2 医療事故の届出の諸提言と公的対応

1) 医師法21条、33条の射程範囲

　医療事故の届出については、すでに様々な提言がある。まず、医師法21条、33条の射程範囲について、患者が明らかな医療過誤で死亡した場合は、とにかく所轄警察署へ届け出ることが同法21条で義務づけられている。その場合には、患者の死体は「異状死体」ということになる。

　ところが、そもそも「異状」とは、いったい何であろうか。これがはっきりしない。特に医療事故との関係では、筆者の専門としている「過失犯」という領域で、過失の認定自体が実は非常に難しい。しかも、民事事件と刑事事件がある。したがって、過失というきわめて難解な判断には、裁判官でさえ苦慮するぐらい難しい側面がある。ましてや一般の医師が臨床現場で、医療事故死体が異状かどうかと判断するのは、本当に難しい場合があり、何よりも行為と結果の因果関係を認定するのも難しい場合がある。例えば、感染症で死亡した場合とか、特異体質に伴うショック死という場合もあるし、人為的ミスかどうか、かなり判断が困難な場合もある。届け出られた警察署も、対応に困る場合が多いであろう。

　「異状の疑いがある」というところまで広げると、刑法上、「罪刑法定主義」という堅固な原則との関係が問題となる。民事法と刑事法が違う点として、刑事法には「罪刑法定主義」という不可欠の前提がある。つまり、犯罪も刑罰も、事前に、明確に、「こういう行為は刑罰法規に違反する」ということ

を国民に知らしめておかなければならない、ということが前提になっている。ところが、医師法21条の「異状」という言葉のなかには、いろいろなニュアンスがあるので、学者のなかには、「もともと医師法21条は罪刑法定主義違反だ」と説く見解[8]もある。

2) 日本法医学会の見解

　日本法医学会は、1994年に「『異状死』ガイドライン」を出した。このガイドラインは、基本的に、病気になり、診断を受けつつ診断されているその病気で死亡することを「普通の死」と呼び、それ以外を「異状死」と呼んでいる。射程範囲は、割合広い。より厳密には、その中身は5分類である。①「外因による死亡」、つまり外傷を受けたといったような場合、②「外因による傷害の続発性あるいは後遺障害による死亡」、③「①または②の疑いがあるもの」、④「診療行為に関連した予期しない死亡またはその疑いのあるもの」、さらには、⑤「死因が明らかでない死体」。「疑いがある」というものも入るということは、犯罪に直接関わらなくても、調べてみなければ分からないものは、ほとんど「異状」であるということになる。それを解明するのが法医学のひとつの仕事であるから、当然といえば当然であり、これはやむをえない。

　このガイドラインは1994年に出されたが、法医学会も当時はいまのように「刑事医療過誤」ということを念頭に置いてこのガイドラインを作ったわけではないので、こういう状態になっているといえよう。当時は臓器移植の場合の臓器摘出対象体として、どこまで提供してよいかという観点から、このガイドラインが議論されたという経緯もある。したがって、この定義で現在の医療事故の諸問題を乗り切れるかというと、やや不十分な点があるかもしれない。

3) 日本外科学会の見解

　次に、日本外科学会が2002年にやはりガイドラインを出している。同学会は、医療事故の届出について、より大胆な提言をしている。

　第1に、「重大な医療過誤の存在が強く疑われ、また何らかの医療過誤の存在が明らかであり、それらが患者の死亡の原因となったと考えられる場合」を挙げる。「死亡」であるから、これについては理解可能である。

　しかし、第2に、「何らかの医療過誤の存在が明らかであり、それが患者の重大な傷害の原因になったと考えられる場合」を挙げている点は、傷害に

第9章　診療関連死の警察届出　127

ついては医師法21条が想定していないだけに、届出先が所轄警察署であれば、過剰な対応である。もっとも、報告を行うことが「望ましい」という表現であることから、「義務化」しているわけでない点にも留意する必要がある。しかし、医師法21条でさえ、死亡した場合しか届出を義務づけていないのに、傷害の場合にもなお警察への届出義務を事実上課すということになれば、いよいよもって憲法38条1項に抵触するのではないかという懸念がある。したがって、法律でもない学会のガイドラインレベルで、憲法により抵触する可能性のあることを義務づけることは、やはり無理がある。

4) その他

21世紀になって医療問題弁護団の提言（2001年）、医療事故市民オンブズマン・メディオの提言（2001年）等、様々な提言が出された[9]。日本医学会基本領域19学会も、「診療行為に関連した患者死亡の届出について」という共同声明を出した。

5) 公的対応

2001年4月に厚生労働省医政局総務課に「医療安全推進室」が設置され、また、同年5月に「医療安全対策検討会議」が設置され、公的な動きが始まったことは、国が医療事故の届出をめぐる問題に本腰を入れる契機となった。特に2003年には、「医療安全対策検討会議」の「医療に係る事故事例情報の取扱いに関する検討部会」が報告書をまとめ、すべての医療機関を対象とする中立的な第三者機関による医療事故事例の収集・分析・提供の実施を提言し、同検討部会に「事故報告検討委員会」が設置され、事故事例の収集に向けた努力が始まったことは、その後の診療行為の関連した死亡の調査分析モデル事業（以下「モデル事業」という。）開始（2005年）につながることとなった。

そして、2007年には、厚生労働省が「診療行為に関連した死亡の死因究明等のあり方に関する課題と検討の方向性」（試案）を公表し、死因究明調査組織の創設を提言して検討会が設置され、診療行為に関連した死亡の死因究明制度に関して、試案が次々と出されることになった。「診療関連死」という用語も、このころから頻繁に用いられるようになった。それらを受けて、2008年に、医療安全調査委員会設置法案（仮称）大綱案が示されたが、諸種の状況からここで動きが5年間中断したのである。この中断は、問題の複雑さと困難さを示すものであった。

しかし、2013年5月29日に「医療事故に係る調査の仕組み等のあり方に関する検討部会」が「医療事故に係る調査の仕組み等に関する基本的なあり方」を公表し、「診療行為に関連した死亡事例（行った医療又は管理に起因して患者が死亡した事例であり、行った医療又は管理に起因すると疑われるものを含み、当該事案の発生を予期しなかったものに限る。）」を調査対象とし（なお、「死亡事例以外については、段階的に拡大していく方向で検討する。」としている。）、2つの流れを提唱した。第1に、「医療機関は、診療行為に関連した死亡事例（行った医療又は管理に起因して患者が死亡した事例であり、行った医療又は管理に起因すると疑われるものを含み、当該事案の発生を予期しなかったものに限る。）が発生した場合、まずは遺族に十分な説明を行い、第三者機関に届け出るとともに、必要に応じて第三者機関に助言を求めつつ、速やかに院内調査を行い、当該調査結果について第三者機関に報告する。（第三者機関から行政機関へ報告しない。）」。第2に、「院内調査の実施状況や結果に納得が得られなかった場合など、遺族又は医療機関から調査の申請があったものについて、第三者機関が調査を行う。」。この流れに即して、より具体的に、「院内調査のあり方について」および「第三者機関のあり方について」、それぞれ提言がなされた点に注目する必要がある。

　「院内調査のあり方について」では、次の5点が示された。
1) 診療行為に関連した死亡事例（行った医療又は管理に起因して患者が死亡した事例であり、行った医療又は管理に起因すると疑われるものを含み、当該事案の発生を予期しなかったものに限る。）が発生した場合、医療機関は院内に事故調査委員会を設置するものとする。その際、中立性・透明性・公正性・専門性の観点から、原則として外部の医療の専門家の支援を受けることとし、必要に応じてその他の分野についても外部の支援を求めることとする。
2) 外部の支援を円滑・迅速に受けることができるよう、その支援や連絡・調整を行う主体として、都道府県医師会、医療関係団体、大学病院、学術団体等を「支援法人・組織」として予め登録する仕組みを設けることとする。
3) 診療行為に関連した死亡事例（行った医療又は管理に起因して患者が死亡した事例であり、行った医療又は管理に起因すると疑われるものを含み、当該事案の発生を予期しなかったものに限る）が発生した場合、医療機関は、遺族に対し、調査の方法（実施体制、解剖や死亡時画像

診断の手続き等）を記載した書面を交付するとともに、死体の保存（遺族が拒否した場合を除く。）、関係書類等の保管を行うこととする。
4) 院内調査の報告書は、遺族に十分説明の上、開示しなければならないものとし、院内調査の実施費用は医療機関の負担とする。なお、国は、医療機関が行う院内調査における解剖や死亡時画像診断に対する支援の充実を図るよう努めることとする。
5) 上記の院内事故調査の手順については、第三者機関への届け出を含め、厚生労働省においてガイドラインを策定する。

また、「第三者機関のあり方について」では、次の7点が示された。
1) 独立性・中立性・透明性・公正性・専門性を有する民間組織を設置する。
2) 第三者機関は以下の内容を業務とすることとする。
   ① 医療機関からの求めに応じて行う院内調査の方法等に係る助言
   ② 医療機関から報告のあった院内調査結果の報告書に係る確認・検証・分析
     ※ 当該確認・検証・分析は、医療事故の再発防止のために行われるものであって、医療事故に関わった医療関係職種の過失を認定するために行われるものではない。
   ③ 遺族又は医療機関からの求めに応じて行う医療事故に係る調査
   ④ 医療事故の再発防止策に係る普及・啓発
   ⑤ 支援法人・組織や医療機関において事故調査等に携わる者への研修
3) 第三者機関は、全国に一つの機関とし、調査の実施に際しては、案件ごとに各都道府県の「支援法人・組織」と一体となって行うこととする。なお、調査に際しては、既に院内調査に関与している支援法人・組織と重複することがないようにすべきである。
4) 医療機関は、第三者機関の調査に協力すべきものであることを位置付けた上で、仮に、医療機関の協力が得られず調査ができない状況が生じた場合には、その旨を報告書に記載し、公表することとする。
5) 第三者機関が実施した医療事故に係る調査報告書は、遺族及び医療機関に交付することとする。
6) 第三者機関が実施する調査は、医療事故の原因究明及び再発防止を図るものであるとともに、遺族又は医療機関からの申請に基づき行うものであることから、その費用については、学会・医療関係団体からの負担金や国からの補助金に加え、調査を申請した者（遺族や医療機関）

からも負担を求めるものの、制度の趣旨を踏まえ、申請を妨げることとならないよう十分配慮しつつ、負担のあり方について検討することとする。
7) 第三者機関からの警察への通報は行わない。(医師が検案をして異状があると認めたときは、従前どおり、医師法第21条に基づき、医師から所轄警察署へ届け出る。)

　以上のように、医療事故の届出義務について、かなり具体的な内容の枠組みが示されたことにより、変革に向けて大きく動き出したといえる[10]。かくして、冒頭でも述べたように、2014年6月の「地域における医療及び介護の総合的な確保を推進するための関係法律の整備等に関する法律」(平成26年法律第83号)により、第6次医療法改正が行われ、医療事故調査及び医療事故調査・支援センターに関する規定が設けられ、2015(平成27)年10月1日から、医療事故で死亡したときの原因究明および再発防止を目指す医療事故調査制度が施行されている。

3 新たな医療事故調査制度と診療関連死の届出義務の課題

1) 新たな医療事故調査制度

　それでは、新たな医療事故調査制度の中で、診療関連死は、どのように位置づけられているのであろうか。改正医療法6条の10は、第1項で、「病院、診療所又は助産所(以下この章において「病院等」という。)の管理者は、医療事故(当該病院に勤務する医療従事者が提供した医療に起因し、又は起因すると疑われる死亡又は死産であつて、当該管理者が当該死亡又は死産を予期しなかつたものとして厚生労働省令で定めるものをいう。以下この章において同じ。)が発生した場合には、厚生労働省令で定めるところにより、遅滞なく、当該医療事故の日時、場所及び状況その他厚生労働省令で定める事項を第六条の十五第一項の医療事故調査・支援センターに報告しなければならない。」と規定する。また、同条第2項で、「病院等の管理者は、前項の規定による報告をするに当たつては、あらかじめ、医療事故に係る死亡した者の遺族又は医療事故に係る死産した胎児の父母その他厚生労働省令で定める者(以下この章において単に「遺族」という。)に対し、厚生労働省令で定める事項を説明しなければならない。ただし、遺族がないとき、又は遺族

の所在が不明であるときは、この限りでない。」と規定する。

　以上の規定から明らかなように、医療法が予定している医療事故調査の対象は、あくまで当該病院に勤務する医療従事者が提供した医療に起因し、当該管理者が当該死亡を予期しなかつたものとして厚生労働省令で定める医療事故である。そのような医療事故のみが本法6条の11に規定された医療事故調査の手続に服し、医療事故調査・支援センターの調査・報告の対象になるのである。ということは、医師法21条の異状死体の届出義務は、基本的には従来と変わっていないということである。厚生労働大臣への届出があった事例について所轄警察署への届出を不要としていた2008年の大綱案と現行法では、医師法21条に対する基本姿勢が異なるのである。

2) 診療関連死の届出義務に関する筆者の見解

a．医療事故に特化した規定

　医師法21条については、(1) 立法論として、①医療事故に特化したより明確な規定を置くべきである、と考える。そして、②診療関連死の届出義務自体を原則として刑罰で担保すべき事項から除外したほうがよい、と考える。ただし、すべて除外というわけではない。そもそも異状死体にも典型的な殺人を含めて様々なものがあるように、医療事故にも悪質なものもあるので、すべてを除外することはできない。すべての診療関連死を除外すれば、なぜ医療事故だけ特別扱いするのか、という懸念が残る。前述のように、過失の有無の判断自体がきわめて難しいのである。したがって、医療というものを、国民が広く関心を持って安心してこれを受けられるという、憲法でいえば国民の幸福追求権の一環として位置づけるという観点から、悪質な例外的な医療事故を除き、刑事免責制度を設けるべきではないか、と個人的にはかねてから考えている。その際、訴追・処罰対象を、①経験のない難しい治療・手術の無謀な強行、②情報収集（患者情報、リスク・ベネフィット）への著しい怠慢、③安全性を犠牲にして功名心・営利心を優先する治療・手術の無謀な強行、といった「重大な過失」に限定する方向で考えるべきものと思われる[11]。

b．所轄警察署に届け出る主体の明確化

　次に、(2) 所轄警察署に届け出る主体の明確化が挙げられる。条文を見るかぎりでは、届出主体は異状死体を発見した者だが、前述のように、過失で死んだといった場合に、「過失」自体の判断が難しいので、実は判然としな

い場合がある。個人経営の診療所で、個人がまさに単純ミスで死亡させたという場合もあろうが、そういう場合は「当該医師」であるから、その医師自らが直接届け出るということになろう。しかし、大きな病院になると、看護過誤に関わるものとか、あるいは医薬品の扱いミスなど、多様な医療職者が複数人で事故に関わるケースがありうる。これを刑法理論では「過失の競合」と呼んでいる。最近の著名な事件では、医師4名と看護師2名の計6名が関わり起訴された横浜市立大学附属病院の患者取違え事件（最決平成19年3月26日刑集61巻2号131頁）が挙げられる。また、埼玉医科大学病院の抗がん剤過剰投与事件では、主治医だけではなく、その先輩にあたる医師と、さらに耳鼻咽喉科の科長教授まで起訴され、第1審も第2審も3名を有罪としたが、上告した科長教授について、最高裁も、有罪の決定を下した（最決平成17年11月15日刑集59巻9号1558頁）。本件では3人の有罪はやむをえない判断であろうが、一般的に考えると、責任ある立場の者自体も、「あなたも関わっていたではないか」ということで有罪になりかねない懸念がある[12]。判断が難しいというのは、そこらあたりである。したがって、誰が届け出るかという点は、きわめて重要である。一般的には、当該病院長ないし施設の長が届け出るべきだと考える。なぜなら、医療事故は、組織的対応ということを考えざるをえないからである。ただし、死因をめぐって意見が分かれる場合がある。少なくともそういう場合には、単独で届け出なければならないという事案もあるかもしれない。組織では皆が届出に反対しているけれども、「私はミスを犯した、早く届け出たい。」という医師もいるかもしれない。

　都立広尾病院事件（前出）では、死因として看護師の過失は明確であったが、病院の対策会議での意思決定において、意見が徐々に変わっていって、届出をやめる方向に変わっていった。その結果、その病院長と主治医の両名は、医師法21条違反の共謀共同正犯となったのである。したがって、やはり組織的対応をする必要があり、その中で病院長の責任の下に届出体制を確立すべきである。そのほうがスムーズな体制がとれるであろう。そのためには、院内で意思疎通を図るほか、届出のための制度設計をしっかりしないとうまくいかないであろう。

ｃ．届出時間制限の緩和

　さらに、(3) 医師法21条の届出時間制限の緩和が考えられる。現行法では、異状死体発見後、24時間以内に所轄警察署に届け出なければならないことになっている。したがって、時間との闘いがある。あれこれ調べていると、

24時間が過ぎてしまうということがありうる。前述の都立広尾病院事件も、事故が起きたのは祝日であったことから、翌日の朝に回そうということにして、そして翌朝、届出をすべきかどうかも含め、いろいろ話し合っていたら、つい時間が過ぎてしまったという経緯がある。時間的余裕の有無は現場では大きな影響がある。もちろん、死体の扱いということでは24時間というのが重要ではあるが、医師法21条に基づく診療関連死の所轄警察への届出義務との関係では、多少時間的なインターバルを考慮する改正の余地があるのではないか。

d．死亡事故に至らない医療事故の届出

それから、(4) 死亡事故に至らない医療事故の届出をどうすべきか。これについては、少なくとも医師法21条の管轄外である。したがって、所轄警察署に届け出る義務はないが、国公立病院だと、刑事訴訟法239条2項により、公務員については、職務遂行上、「犯罪があると思料するときは、告発しなければならない。」という告発義務がある。ただし、違反に対して刑事制裁はない。したがって、一般論として、死亡事故でなくても、医療過誤により重大な傷害が発生すると、書面または口頭で検察官または司法警察員に告発しなければならない。あるいは都道府県知事や地域保健法5条1項の規定に基づく政令で定める市の市長とか、特別区の区長も同様である。すなわち、「前項に規定する医師、歯科医師、又は助産師に対し、必要な報告を命じ、又は検査のため診療録、助産録その他の帳簿書類を提出させることができる。」というわけで、行政法レベルであれば、医療事故の届出義務を課すことができる。したがって、刑事法上の届出というよりは、行政法上の届出と考え、傷害レベル、つまり死亡事故に至らないものでも、院内での届出を経て、重篤なものの届出先を医療事故調査・支援センターにすれば、ある程度クリアできるかもしれない。

e．医療安全との結び付き

最後は、(5) 届出制度と医療事故防止ないし医療安全との結び付きを考えておく必要がある。そのためには、やはり一定程度、刑事免責制度というものを導入しなければ、医療安全の確立は困難であろう。

おわりに

a．医療事故の補償

　以上の点を踏まえながら、さらなる課題として考えられるのは、第1に、医療事故被害者の救済、あるいは補償制度の充実化である。これは、もうすでに産科領域で一部実施されているが、補償制度の拡充に向けた制度設計は、まだいろいろ工夫の余地があると思われる[13]。

　2005年11月から12月にかけてニュージーランドに医療事故の補償制度の調査に行ったが、そこでは、過失の有無を問わない、いわゆるノーフォールトシステムを採用していて、医師等の過失の有無を問わず、被害者にまずは補償する制度が確立している[14]。財源は、税金のほか、保険制度をセットにしている。これは、医療事故だけではない。「事故補償法人」（ACC, The Accident Compensation Corporation）があり、そこが一括して自動車事故であろうと医療事故であろうと補償をする。特に医療についてはさらにもうひとつの組織、「保健医療・障害コミッショナー」（HDC, Health and Disability Commissioner）という別の組織があり、それが仲介をする。これは、独立行政法人であり、医療事故について、患者と一緒に5名のスタッフがチームを組んで、即座に現場に行って医療事故の解明をすべく活動する[15]。そして、場合によっては即座に医師に謝罪させ、被害者救済を迅速に行っている。財源確保の問題もあるが、第三者機関の調査のあり方として、ニュージーランドのような補償システムを作るというのも、ひとつの方法かもしれない。

b．医事審判制度創設の提唱

　第2に、今回の医療法改正により医療事故調査・支援センターができたが、それだけでは足りないであろう、と私は考えている。そこから先の裁判・審判システムについて、医療問題を専門に管轄する「医事審判制度」というものを創設したらどうかということをかねてから説いている[16]。例えば、ドイツでは医師職業裁判所というものがあり、オーストラリアでも原因究明型の審判制度がある。日本でも、実は海難審判制度があり、海の事故について、原因解明を先に行い、その後に刑事事件を裁判で処理する「海難審判先行の原則」というものがある。これを医療事故にも応用して、まず原因究明、そして被害者救済をやって、明らかに重大な過失などについては、刑事司法にせよ民事司法にせよ、従来どおりの司法救済の道を残し、それ以外はそのルー

第9章　診療関連死の警察届出　135

トから外して、医事審判制度を活用した行政処分ないしADR（裁判外紛争解決処理）の途を探るべきではなかろうか、と考えている。そういう原因解明型、および被害者救済型の制度も将来セットで考えるべきではないか。

c．トータルな医療事故の適正処理

　医療という場を考えると、医療事故への刑事法的介入が医療安全に結び付くものでなければならない。そのためには、原因解明、責任の明確化、事故防止、被害者の早期救済といった視点を考慮しつつ、民事事件も含めたトータルな医療事故の適正処理の途を模索し続ける必要がある。

【注・文献】

1) 本件およびその第1審判決、第2審判決および上告審決の詳細、さらには近年の医療事故をめぐる法的諸問題の詳細については、甲斐克則．医療事故と刑法．東京：成文堂；2012．の随所参照。
2) 甲斐・前掲注(1)p.1．以下，p.67．以下，p.97．以下参照。
3) 甲斐・前掲注(1)p.271．以下参照。
4) 判例の動向と分析については、甲斐・前掲注(1)p.275．以下参照。
5) 本件の詳細については、甲斐・前掲注(1)p.86．以下参照。
6) 医師法21条に関する本件の裁判をめぐる詳細については、甲斐・前掲注(1)p.278．以下参照。
7) 最判平成16年4月13日．刑集58巻4号p.247．
8) 田中圭二．医師の届出義務違反の罪の規定（医師法二一条・三三条）と罪刑法定主義―明確性の原則の面からの検討―．法と政治2002；53(1)：p.71．以下参照。
9) 詳細については、甲斐・前掲注(1)p.288．以下参照。
10) この時期の議論状況については、筆者が企画した第43回日本医事法学会における「シンポジウム／医療事故調査のあり方―（院内）事故調査の意義と限界」の記録である年報医事法学29号（東京：日本評論社；2014）p.76．以下参照。なお、阿部泰隆．医療事故における院内事故調査の法的問題点―当事者となった医療関係者の権利保護の必要性とその方策―．安全医学2012；8(2)：p.43．以下参照。
11) 甲斐克則．医療事故．法学教室2013；395：27．参照。
12) 甲斐・前掲注(1)p.46．以下，p.207．以下参照。井田良．医療事故に対する刑事責任の追及のあり方．三井誠先生古稀祝賀論文集．東京：有斐閣；2012．p.229．以下は、このような限定に消極的である。
13) この問題については、第42回日本医事法学会のシンポジウムのテーマとして取り上げられ、本格的に議論された。詳細については、シンポジウム／医療事故の無過失補償と医療の安全．年報医事法学28．東京：日本評論社；2013．p.66．

以下参照。
14) 詳細については，甲斐・前掲注(1)p.254.以下参照。
15) 詳細については，甲斐・前掲注(1)p.257.以下参照。
16) 甲斐・前掲注(1)p.290.参照。

〔甲斐　克則〕

第10章

脳死臓器移植

はじめに

　わが国において、臓器移植のうち、脳死体から摘出された臓器を用いるものは、1997年に制定され、2009年に改正された「臓器の移植に関する法律」(以下、「臓器移植法」)の適用を受ける。

　臓器移植は、人由来の臓器を用いる同種移植を想定する場合、移植用臓器を死体から得る死体臓器移植と、生体から得る生体臓器移植とに分けることができる。臓器移植法は、それに先行する「角膜移植に関する法律」(1958年制定。以下、「角膜移植法」)と「角膜及び腎臓の移植に関する法律」(1979年制定。以下、「角腎法」。同法附則2項で角膜移植法は廃止された)が死体からの移植用臓器の摘出等を対象としていたことを受けて、一部(1～5条のうち死体臓器移植を念頭においたもの以外の規定および11条など)を除いて、死体臓器移植を対象としている[1]。

　本章では、脳死体からの臓器の移植を中心に、死体臓器移植に適用される臓器移植法とその下で制定された同法施行規則および「臓器の移植に関する法律の運用に関する指針(ガイドライン)」(以下、「運用指針」)の内容、その運用と課題について解説する。その際に焦点が当てられるのは、死体から臓器を摘出される際に満たされるべき本人、家族、遺族の承諾要件である。

1　現行臓器移植法の概要

1)　死体からの臓器の摘出

　2009年7月に改正された臓器移植法(以下、「現行法」または「法」)は、6条1項において、心臓死体、脳死体(法文では、「脳死した者の身体」)に共通の移植用臓器の摘出要件として、(1) ①生前の本人が自らの死体から移植用臓器を提供する意思を書面により表示していたことと、②そのような意

思表示があったことを知らされた遺族が臓器の摘出を拒まないこと、または、(2)(生前の本人が提供意思を書面で表示していた場合——このときには(1)による——、または、提供意思がないことを表示していた場合、を除いて)遺族が死体からの臓器の摘出を書面により承諾していること、のいずれかが満たされることを定めている。

　改正前の同法(以下、「旧法」)では、(心臓死体からの眼球・腎臓の摘出を除いて)生前の本人が、提供意思を書面で表示していることが不可欠であったが、現行法では、そのような生前の本人の書面が残されていない場合であっても、本人が自分の死体からの臓器の摘出を拒否していなければ、遺族の承諾にもとづいて死体から移植用臓器を摘出することが可能になった。

2) 脳死判定

　脳死体からの臓器摘出の前提になる脳死判定について、法6条3項は、(1) 生前の本人が臓器提供書面を残していた場合には、その本人が脳死判定に従うこと(脳死判定による死の認定)を拒否する意思を表示していなければ、そのことを知らされた家族が脳死判定を拒否しない限り、脳死判定を実施することができると定め、(2) 生前の本人が提供書面を残していない場合(実際上は、遺族が死体からの臓器の摘出を承諾し、それにもとづいて摘出がなされる場合)には、本人が脳死判定に従うことを拒否する意思を表示していない限り、家族が脳死判定の実施を承諾すれば、それを実施することができると定めた。

　旧法では、脳死判定についても、生前の本人のそれに従う意思、すなわち脳死判定の実施と、その結果に基づいて自分の死が認定されることを認める意思が書面によって表示されること(加えて、そのことを知らされた家族が脳死判定を拒否しないこと)が不可欠であったが、現行法では、生前の本人が脳死判定に従うことを拒否する意思を表示していない限り、家族の承諾にもとづいて脳死判定を実施することが可能になった。

3) 提供可能年齢、拒否の意思表示

　運用指針第1は、臓器提供の意思表示書面の作成を15歳以上の者に限って認めた。半面、臓器の摘出や脳死判定に従うことを拒否する意思表示に関しては、書面によらないものも有効とし、また、これらの意思が表示されていた場合には、年齢にかかわらず、臓器摘出や法に基づく脳死判定を行わないこと、とした。併せて、同指針は、本人が「知的障害者等の臓器提供に関す

る有効な意思表示が困難となる障害を有する者であることが判明した場合においては、年齢にかかわらず、当面、その者からの臓器摘出は見合わせること」と定めた。

4) 遺族・家族

遺族および家族の範囲に関して、運用指針第3は、「原則として、配偶者、子、父母、孫、祖父母及び同居の親族の承諾を得るもの」とし、「これらの者の代表となるべきもの」がその総意を取りまとめるものと定めている。もっとも、「前記の範囲以外の親族から臓器提供に対する異論が出された場合には、その状況等を把握し、慎重に判断すること」が求められている。

5) 親族への優先提供

法6条の2は「移植術に使用されるための臓器を死亡した後に提供する意思を書面により表示している者又は表示しようとする者は、その意思の表示に併せて、親族に対し当該臓器を優先的に提供する意思を書面により表示することができる」と規定し、ドナー本人が生前に提供意思を表示する場合に限って、親族へ優先提供することを認めている。もっとも、運用指針第2において、親族の範囲は、配偶者、子および父母に絞られたほか、親族のうち特定の個人に優先提供することは認められず、加えて、親族に限定して提供する意思表示がなされた場合には脳死判定・臓器摘出は見合わせることとされた。

6) 被虐待児からの摘出禁止

法附則5項は、「政府は、虐待を受けた児童が死亡した場合に当該児童から臓器……が提供されることのないよう、……必要な措置を講ずるものとする」と定めた。これを受けて、運用指針第5は、「脳死・心臓死の区別にかかわらず、児童（18歳未満の者をいう。以下同じ。）からの臓器提供については、……虐待が行われた疑いがある児童が死亡した場合には、臓器の摘出は行わないこと」と規定し、児童からの臓器提供を行う施設には、「(1) 虐待防止委員会等の虐待を受けた児童への対応のために必要な院内体制が整備されていること。(2) 児童虐待の対応に関するマニュアル等が整備されていること」が求められた。

2 現行法に至る経緯

1) 角膜移植法、角腎法

　移植用臓器を死体から摘出する場合に満たされるべき承諾要件を定めた最初の法律は1958年に制定された角膜移植法であった。同法は、「医師は、……死体から眼球を摘出しようとするときは、あらかじめ、その遺族の承諾を受けなければならない。ただし、遺族がないときは、この限りでない」（2条2項）、「前項の承諾は、書面をもってするものとする」（同3項）と規定し、死体からの眼球の摘出に関して、原則として、遺族の書面による承諾を求めた。

　角膜移植法に続く角腎法（1979年）は、承諾要件に関して、「死体からの眼球又は腎臓の摘出をしようとするときは、あらかじめ、その遺族の書面による承諾を受けなければならない」（3条3項）として、遺族の書面による承諾を基本的な要件として、角膜移植法のスタンスを維持しつつも、「ただし、死亡した者が生存中にその眼球又は腎臓の摘出について書面による承諾をしており、かつ、医師がその旨を遺族に告知し、遺族がその摘出を拒まないとき、又は遺族がないときは、この限りでない」（同但書）と規定して、二次的に、生前の本人の承諾があって、かつ、それを知らされた遺族が摘出を拒まないときにも、臓器の摘出を認めた[2]。

2) 脳死問題と脳死臨調答申

a．脳死による死の認定

　脳死によって人の死を認定することが認められるかに関しては、1980年代に入って、脳死下での移植用腎臓摘出例の漸増とそれに関する新聞報道、新たな免疫抑制剤の導入による海外での移植成績の向上等を背景として、脳死下臓器摘出が殺人罪等で告発された筑波大学膵腎同時移植事件（1985）に象徴されるように、議論が激しさを増した。この問題に取り組んだ日本医師会生命倫理懇談会（座長・加藤一郎成城学園長）は、「脳死および臓器移植についての最終報告」（1988）において、加藤座長の見解[3]を反映して、「脳の死による個体死の判定が、医師によって正確に誤りなくなされることが認められ、患者またはその家族がそれを人の死として了承するならば、それをもって社会的・法的に人の死として扱ってよいものと考えられる」と述べた[4]。最終報告は、その後、日本医師会の正式な見解と位置づけられたが、

脳死をめぐる議論は収束しなかった。

b．脳死臨調答申

　脳死による死の認定の問題について国としての意見集約を図るため、1990年2月に設置されたいわゆる脳死臨調（正式名は、「臨時脳死及び臓器移植調査会」）は、1992年1月に答申「脳死及び臓器移植に関する重要事項について」をとりまとめた。そこでは、「脳死をもって社会的・法的にも『人の死』とすることは妥当な見解であると思われ」、また、「脳死をもって『人の死』とすることについては概ね社会的に受容され合意されているといってよいものと思われる」と述べられた。控えめな表現がとられていたが、社会は、脳死臨調が脳死を人の死とすることを肯定したと受け取った。

3）臓器移植法（旧法）の制定に向けて――法案

a．各党協議会案

　臨調答申後2年あまりを経た1994年4月に国会に提出された「臓器の移植に関する法律案」（「脳死及び臓器移植に関する各党協議会」がまとめたという色彩が強いので、以下では、「各党協議会案」）[5]では、従前から指摘されていた問題点に対応するために変更を加えたり[6]、本人の提供意思表示がある場合を一次的なものと扱ったりする点で違いがあるものの、基本的には、角腎法の承諾要件が踏襲された。

　すなわち、死体（脳死体を含む）から臓器を摘出できるのは、本人が生存中に提供意思を表示しており、かつそのことを知らされた遺族が摘出を拒まない場合、または、（生前の本人が提供意思を表示していたり、提供意思がないことを表示していたりした場合を除いて）遺族が摘出を承諾した場合、のいずれかであると規定された。心臓死体からの摘出であるか脳死体からの摘出であるかによって、承諾要件に差異を設けることはなされなかった。その背後には、臨調答申によって脳死は人の死であることが認められたので、これまで死体とされてきたところを「死体（脳死体を含む）」と改め、かつ対象を眼球と腎臓から各種臓器に拡げることで足りる、という考えがあったものと思われる。

b．旧中山修正案・旧中山案

　各党協議会案に関しては、（とくに脳死体からの摘出について）本人の意思表示がない場合にも遺族の承諾に基づいて臓器の摘出ができるとされたこ

第10章　脳死臓器移植　143

とに批判が強く、早期の成立が見込めない状況になった。そこで、1996年6月、遺族の承諾で摘出ができるとする部分を削除する修正案が中山太郎議員らによって国会に提出された（旧中山修正案）。

　この案では、本人が生存中に提供意思を表示しており、かつ、遺族が摘出を拒まない場合にのみ、摘出できることになった。しかし、角腎法のもとで行われてきた遺族の承諾による眼球や腎臓の摘出を途絶させるわけにはいかないので、当分の間、心臓死体からの眼球と腎臓に限って、本人が意思表示をしていない場合に、遺族の承諾で摘出できることとする附則4条があらたに設けられた。

　旧中山修正案は、1996年9月の衆議院解散によって廃案となった。しかし、同年12月、ほぼ同じ内容の法案が国会に上程された（旧中山案）。同案は、1997年4月、衆議院で可決された[7]。

c．関根修正案によって修正された旧中山案──旧法

　参議院では旧中山案の審議は捗らなかった。そこで、関根則之議員らは、旧中山案における「脳死体」のことばを「脳死した者の身体」と言い換え、それが「その身体から移植術に使用されるための臓器が摘出されることとなる者」＝ドナーについてのみ認められる概念であることを明記するとともに、脳死判定実施の要件として、本人が、提供意思に併せて、脳死判定に従う意思を表示しており、かつ、家族がそれを拒まないことを定めるなど、脳死を人の死と認めない立場に配慮した修正案を提出した。この修正を受けた旧中山案が1997年6月17日に参議院および衆議院で可決され、7月16日に公布、同10月16日に施行された。旧法である[8]。

4）旧法の承諾要件

　旧法は、6条1項において、心臓死体、脳死体共通の臓器摘出要件として、①生前の本人が提供意思を書面により表示していたことと、②遺族が摘出を拒まないこと（または遺族がないこと──遺族がない場合については以下では省略する）を定めた。

　死体のうち、脳死体から臓器を摘出する場合には、6条3項に定められた脳死の判定を行うための要件を満たす必要があった。その要件は、③生前の本人が脳死判定に従うという意思を書面により表示していたことと、④家族が脳死判定を拒まないことであった。なお、臓器提供意思表示カードでは、「私は、脳死の判定に従い、脳死後、移植の為に○で囲んだ臓器を提供します」

という文言で、①および③の意思表示をするものとされた。
　また、角腎法のときからの継続性を維持して、心臓死体からの眼球と腎臓に限って、（本人が提供書面を作成したか、提供意思がないことを示したかのいずれかの場合を除いて）遺族が摘出を承諾する場合にも摘出できることとされた（附則4条1項）。

5）旧法下での脳死移植

a．旧法の運用指針と臓器提供

　旧法の運用指針は、生前に提供意思の表示をなしうる者について、「民法上の遺言可能年齢等を参考として、法の運用に当たっては、15歳以上の者の意思表示を有効なものとして取り扱うこと」（第1）と定めた（この部分の規定自体は、現行法の運用指針でも同じ）。旧法では、（心臓死体からの眼球と腎臓を除いて）生前の本人による提供書面を不可欠としていたため、臓器を分割・縮小して移植することが不可能な心臓などについては身体の小さい幼少の患者への移植ができないことになった[9]。また、提供書面を作成した人が限られていたため、脳死ドナーは旧法施行後、2010年7月17日の現行法施行までの12年9か月で86名にとどまった。

b．渡航移植とイスタンブール宣言

　欧米では、本人の臓器提供書面がない場合でも、脳死体を含めて死体からの臓器摘出が可能なところが少なくない。それらの国々では、死亡した小児から摘出された臓器の移植が行われており、アメリカやドイツなど、外国人に対してもそのような移植医療が提供されている国があった。死体臓器の移植を必要とするわが国の小児患者（あるいは、小児に限らず、わが国のシステムでの死体臓器移植を待てない患者）はそのような国に渡航するほかに、死体臓器移植を受ける途はなかった。このようにして、わが国では渡航移植にいのちを賭ける患者がかなりの数に上った[10]。
　このような状況に対して、2008年5月に国際移植学会から出されたイスタンブール宣言[11] は、「移植のための渡航（Travel for transplantation）とは、臓器そのもの、ドナー、レシピエント、または移植医療の専門家が、臓器移植の目的のために国境を越えて移動することをいう。移植のための渡航に、臓器取引や移植商業主義の要素が含まれたり、あるいは、外国からの患者への臓器移植に用いられる資源（臓器、専門家、移植施設）のために自国民の移植医療の機会が減少したりする場合は、移植ツーリズムとなる」と規定し

た上で、「臓器取引と移植ツーリズムは、公平、正義、人間の尊厳の尊重といった原則を踏みにじるため、禁止されるべきである」と定めた。これによると、現地の患者の移植機会を減少させる渡航移植は禁止されるべきものとなる。

2009年に入って、同年5月に開催が予定された世界保健会議（World Health Assembly, WHA）において、イスタンブール宣言の渡航移植規制方針が世界保健機関（World Health Organization, WHO）の移植新指針に取り込まれるという見通しと、そのような状況下、国内で小児の心臓移植を可能にするとともに、脳死移植を増加させるために、旧法の改正が必要であるとの認識が政界などで広まった[12]。

6) 旧法の改正に向けて

a. 6つの改正案

国会において、旧法の改正に向けた動きは、イスタンブール宣言が話題になる以前から始まっていた。まず、2005年8月8日、中山太郎議員らと斉藤鉄夫議員らが、それぞれ改正案を国会に提出した。これらの法案は、提出日に衆議院が解散されたため、廃案となったが、翌2006年3月31日に、中山議員らと斉藤議員らがそれぞれ前年に提出されたものと同じ法案を国会に提出した（中山案＝いわゆるA案[13]、斉藤案＝B案[14]）。また、2007年12月11日に金田誠一議員らがC案[15]を提出し、さらに、2009年に入って、5月15日に根本匠議員らがD案[16]を提出した。A～D案はすべて衆議院に提出されたものであったが、その後、参議院において、同年6月23日に千葉景子議員らがE案[17]を提出し、さらに、同7月10日に南野知恵子議員がA案に対する修正案（F案〔A'案とも呼ばれた〕）を提出した。

b. 各法案の内容

A案の承諾要件に関しては、現行法の内容として①において紹介した。そこで触れていない点としては、旧法6条2項の脳死体の定義から、「その身体から移植術に使用されるための臓器が摘出されることとなる者であって」の文言を削除したことが挙げられる。また、6条の2において、生前の本人は臓器提供の「意思の表示に併せて、親族に対し当該臓器を優先的に提供する意思を書面により表示することができる」という親族への優先提供の規定が加えられた。

B案は、臓器提供などの意思表示をなし得る年齢の下限を15歳から12歳に引き下げるものであった。また、A案同様、親族への優先提供の意思表示

を認める規定を含んでいた。

　C案は、脳死判定の要件を厳格にし、心臓死体からの移植用組織の摘出についても臓器と同じ要件を定めるとともに、親族間の生体臓器移植についても規定を置くものであった。

　D案は、15歳未満の者に限って、本人が拒否の意思を表示していない場合に、その遺族の承諾に基づく臓器摘出と家族の承諾による脳死判定を認めるものであった。

　E案は、子どもからの移植用臓器の摘出に関する検討を行わせるために「臨時子ども脳死・臓器移植調査会」を設置しようとするものであった。

　F案は、A案が旧法に加える変更点のうち、6条2項については変更せず、脳死体がドナーについてのみ成立する概念であることを定める文言を残そうとするものであった。

c. 現行法成立へ

　A案は、2006年の提出後、審議未了・継続審査を繰り返したが、2009（平成21）年6月18日の衆議院本会議で、この段階で提出されていたA～D案のうち最初に議決にかけられ可決された（賛成263、反対167）。参議院においては、同年7月13日の本会議で、最初に採決に付されたF案が否決された後、A案が採決され、可決された（賛成138、反対82）。同法は同7月17日に公布された。

3　現行法の施行

1) 親族への優先提供に関する運用指針

　親族への優先提供を認めるA案＝現行法6条の2は、国会審議の段階から、移植機会の公平性の観点から疑問視する見解があったものの、現実には、最後まで修正されることなく、A案の一部として可決された。しかし、現行法の成立後に改正された運用指針において、その適用が制限されたり、骨抜きにされたりした。その主要な内容は①5）で述べたとおりである。

2) 摘出要件に関する運用指針

　運用指針の要点は①で述べたので、以下では、その課題を2つ指摘しておきたい。

a．被虐待児からの臓器摘出

　法附則5項を受けて、運用指針第5は、虐待が行われた疑いがある児童からの臓器摘出を禁止した。そこでは、虐待と死亡との間の因果関係の有無に関わらず、臓器摘出が禁じられている。児童虐待を防止するため、万策を講ずべきことに疑問の余地はない。しかし、死体から移植用臓器を摘出することは、虐待防止と直接に衝突するものではない[18]。虐待を受けた疑いがある児童を一律に臓器摘出の対象から除外することは筋違いの対応であるといわざるを得ない。

b．知的障害者等からの臓器摘出

　運用指針第1後段は、「知的障害者等の臓器提供に関する有効な意思表示が困難となる障害を有する者」について、「年齢にかかわらず、当面、その者からの臓器摘出は見合わせること」と定めた。幼少であるために意思能力・同意能力を欠く者からの臓器摘出を認めながら、精神・知的障害によって意思能力・同意能力を欠く者からの臓器摘出を認めない取扱いは、整合性を欠く。理論的にも実際上も大きな問題を孕む問題であり、早急な検討が必要とされるところである。

4　現行法における脳死

1）本人の意思

　旧法は、脳死体からの臓器摘出に関して、臓器提供と脳死判定の双方について本人の積極的な意思表示を求めていた。現行法は、これら双方について遺族・家族の承諾にもとづいて行うことを認めた。このうち臓器提供については、角腎法において遺族の承諾に基づく摘出が認められていたことや、死体の取扱いを遺族の判断に委ねることがこれまで承認されてきたことを踏まえると、その変更は社会的に受容可能であると考えられる。

　しかし、脳死判定に関しては、脳死を人の死とすることを受容しない立場が（相対的に少数ではあっても）社会の相当な割合を占める現状に照らすと、本人意思の関与をなくすことは不可能・不適切なことと思われる。この問題について、現行法は本人に脳死判定に従うことを拒否する権利を認めることによってかろうじてクリアした。

　現行法は、生前の本人に脳死判定に対する拒否権を認めている点で、脳死

を「一律に」人の死とするものとはいえない。しかし、生前の本人が脳死判定に従う意思を表示していなかった場合にも、拒否がない限り、脳死による死の判定を認める点で、臓器移植が関係する場面においては、脳死を「一般的に」人の死と捉えるところに近づいたものであることは間違いがない。

2) 家族の意思

a．家族の拒否・承諾

　臓器移植法は、本人の脳死下提供書面がある場合においても、脳死判定について、家族の拒否権を認めている。法文では、脳死判定の実施の要件として「家族が当該判定を拒まないとき」（6条3項）と規定され、家族からの反対がないことが求められているにとどまる。しかし、運用では、「脳死の判定が行われることに異存ありません」という内容を家族の総意として述べる書面[19]に家族の代表者が署名することが求められている。

b．家族の意向の確認

　運用指針では、この書面への署名を家族に求めるタイミング（および本人による提供書面が残されていない場合に、家族による臓器提供および脳死判定の実施の承諾の可能性を尋ねるタイミング）に関して、「主治医等が、患者の状態について、法に規定する脳死判定を行ったとしたならば、脳死とされうる状態にあると判断した場合（臓器の移植に関する法律施行規則……第2条第1項に該当すると認められる者……について、同条第2項各号の項目のうち第1号から第4号までの項目のいずれもが確認された場合。）以後」と規定されている。

c．3回の検査の実施

　施行規則2条1項に該当すると認められる者とは、「脳の器質的な障害……により深昏睡……及び自発呼吸を消失した状態と認められ、かつ、器質的脳障害の原因となる疾患……が確実に診断されていて、原疾患に対して行い得るすべての適切な治療を行った場合であっても回復の可能性がないと認められる者」である。そのような者について、①深昏睡、②瞳孔固定、左右の瞳孔径4 mm以上、③脳幹反射消失、④平坦脳波、⑤自発呼吸消失という脳死判定のための確認項目のうち、無呼吸テストによる自発呼吸消失の確認を除いたものが満たされた場合に、その者は「法に規定する脳死判定を行ったとしたならば、脳死とされうる状態にある」と扱われることになる。

そのような確認がなされた後、主治医等は、「家族等の脳死についての理解の状況等を踏まえ、臓器提供の機会があること、及び承諾に係る手続に際しては主治医以外の者［コーディネーター］による説明があることを口頭又は書面により告げる」ことが求められている（運用指針第6・1（1））。家族がその説明を聴くことを承諾した場合、連絡を受けたコーディネーターは、本人が脳死判定に従うことを拒否する意思を表示しておらず、
　ア　本人が臓器を提供する意思を書面により表示し、かつ、家族が摘出及び脳死判定を拒まないとき
　イ　本人が臓器を提供する意思がないことを表示しておらず、かつ、家族が摘出及び脳死判定を行うことを書面により承諾しているとき
のいずれかに該当するときには、脳死からの臓器摘出ができることを説明する（同第6・2（1））。アの場合に家族が拒否せず、イの場合に家族が承諾すれば、臓器移植を前提として法が規定する脳死判定があらためて行われることになる。そのために、2回の検査が6時間（6歳未満の場合は24時間）以上の間隔を空けて行われる（同第8・1（5））。無呼吸テスト以外の検査については、3回（以上）実施されることになる[20]。

　現行法の下では、脳死判定の実施の前に、（臓器提供の意思と）家族の脳死判定の実施を認める意思を確認する必要がある。このように、脳死判定の実施に、他の多くの（脳死を人の死と認めている）国々では見られない要件が課されているところに、わが国の臓器移植法制が、脳死を「一般的に」人の死と捉えるところに近づいたところにとどまっていることが反映されている。

5　現行法の運用

1）脳死下提供事例数

　2010年7月17日に現行法が全面施行されて以降、2015年8月末までの脳死下での提供事例は253例で、そのうち64例が生前の本人による提供意思表示の書面（健康保険証、運転免許証に記載されたものも含む）があった事例、187例が本人の書面による意思表示がなく遺族の承諾によって提供された事例、2例が眼球・腎臓のみについて本人による提供意思があったため遺族の承諾によって提供された事例であった。15歳未満の者からの提供は7例であった（6歳未満が3例、10歳以上15歳未満が4例）。

2) 親族優先提供事例

　親族に対する優先提供事例については、心臓死下での眼球提供にかかるもの2例と腎臓提供にかかるもの1例があった。眼球提供にかかる第1例は、2010年5月に胃がんで死亡した患者（50歳代）が同年4月にアイバンクに眼球提供の意思登録をした際、併せて親族優先提供の意思を表明し、死後、1眼の角膜が妻（50歳代）に移植された事例であった（他眼の角膜は親族以外に移植)[21]。第2例は、2010年8月にがんで死亡した患者（60歳代男性）が同年5月に意思表示カードで眼球提供と親族優先の意思表示をしていて、10月に2眼のうちの1眼の角膜がその子（30歳代女性）に移植された事例であった[22]。いずれの例も、レシピエントとなった患者は、ドナーの眼球提供意思の表示に先立って、アイバンクに移植を希望する登録をしていたという。

　腎臓提供の事例は、2011年5月7日に脳血管障害のために死亡した患者（40歳代女性）が2010年11月に提供意思表示カードに（脳死後および心停止後における）腎臓の提供意思を記入した際に、併せて、特記欄に「親族優先」と記していたもので、家族の意向により心停止を待って、1腎が移植待機患者として登録していたドナーの長女に移植された（他腎は、通常の手続で他の待機患者に移植された)[23]。

【注・文献】

1) 厚生労働省健康局疾病対策課臓器移植対策室監修．逐条解説・臓器移植法．東京：中央法規出版；2012．p.25．
2) 「遺族がないとき」に関しては，角膜移植法においては，厚生事務次官通知「角膜移植に関する法律の施行について」（昭和33年7月19日厚生省発医92号）で，「遺族がない場合は，本人が生前に眼球を提供する旨の意思を表明したときの外は眼球の摘出を行わないよう努めなければならない」と定められ，角腎法においては，厚生事務次官通知「角膜及び腎臓の移植に関する法律等の施行について」（昭和55年3月18日厚生省発医38号）で，「遺族がない場合にあっては，本人が生前に眼球又は腎臓の摘出を承諾する旨の意思を表明したときのほかは，眼球又は腎臓の摘出を行わないものとする」とされたが，現実には，摘出例はほとんどなかったようである．
3) 加藤一郎．脳死の社会的承認について．ジュリスト1985；845：43-49．
4) 最終報告の要旨には，［死の定義］の項目において，「従来の心臓死のほかに，脳の死（脳の不可逆的機能喪失）をもって人間の個体死と認めてよい」と記されていた．同報告の評価を通して，懇談会座長を務められた加藤博士とそれに批判的であった唄孝一博士の見解を示すものとして，唄孝一．脳死論の論理

――日医「最終報告書」批判．世界1988；520：241-254.
5) 町野朔，秋葉悦子．脳死と臓器移植〔第3版〕．東京：信山社；1999. pp. 58-66.
6) 角腎法では，本人が提供に反対の意思を有していた場合でも，遺族は摘出に承諾することができると読めた．この点に対応するため，各党協議会案6条1項2号では，遺族が臓器の摘出について承諾できる場合を，「死亡した者が生存中に当該臓器を移植術に使用されるために提供する意思を書面により表示している場合及び当該意思がないことを表示している場合以外の場合」に限った．
7) 町野朔，秋葉悦子．前掲注(5)．pp. 84-91.
8) 町野朔・秋葉悦子，前掲注(5)．pp. 6-14.
9) 許俊鋭．渡航移植と国内移植．移植2009；44特別号・わが国における臓器移植の現状と将来展望：S232-S234によると，この運用指針によって10歳以下の小児の心臓移植の機会がなくなったとされている．
10) 福嶌教偉．渡航移植の実態把握及びリスク解析について（心臓）．厚生労働科学研究費補助金特別研究事業・渡航移植者の実情と術後の状況に関する調査研究平成17年度総括・分担研究報告書（主任研究者・小林英司）．2006. pp. 5-12. http://www.asas.or.jp/jst/pdf/056report.pdf
11) 原文つき邦訳が，http://www.asas.or.jp/jst/pdf/20080805.pdfにある．
12) 現実には，2009年のWHAでは，新型インフルエンザに対する対応に追われ，移植新指針についての検討はなされなかった．また，2010年5月には新指針（WHO Guiding Principles on Human Cell, Tissue and Organ Transplantation）を支持する決議（The 63rd World Health Assembly, WHA63.22, Agenda item 11.21, Human organ and tissue transplantation (21 May 2010)）がなされたが，新指針の中に移植ツーリズムに対する言及はなく（前文に，渡航移植の増加の指摘はあったが），新指針に対する支持を表明したWHAの決議において，構成国が臓器取引や移植ツーリズムでの金銭的利益追求を阻止することが求められ，事務局長に対して，移植ツーリズムの禁止に向けて構成国や非政府機関を支援することが要請されるにとどまった．㯟島次郎．WHO移植指針2010年改訂と日本の課題．移植2011；46(1)：44-48.
13) 第164回国会衆法第14号．
14) 第164回国会衆法第15号．
15) 第168回国会衆法第18号．
16) 第171回国会衆法第30号．
17) 第171回国会参法第26号．
18) 米国のOrgan Procurement and Transplantation Network（OPTN）のホームページによると，児童からの死体臓器提供の1割ほどが児童虐待による死亡となっている．
19) 「脳死判定等に関する書式例」（平成22年6月25日厚生労働省健康局疾病対策課臓器移植対策室長）にある「脳死判定承諾書書式例」に倣った書面が用いら

れている。
20) 厚労省の移植医療対策推進室から出された「臓器提供手続に係る質疑応答集（平成27年9月改訂版）」では，①深昏睡，②瞳孔固定，瞳孔径左右とも4mm以上，③脳幹反射消失，④平坦脳波の確認を行うための具体的検査方法について，従前は，「法的脳死判定における検査方法に準じた方法で行うことが望ましい」とされていたところが，「各臓器提供施設において治療方針の決定等のために行われる一般の脳死判定と同様の取扱いで差し支えない」と改められた（13頁および新旧対照表）。
21) 2010年5月22日朝日新聞など夕刊各紙。
22) 2010年12月27日共同通信，同日朝日新聞など夕刊各紙。
23) 2011年5月7日夕刊各紙。

(丸山　英二)

■ 資　料 ■

救急・集中治療における終末期医療に関するガイドライン
〜3学会からの提言〜

I 基本的な考え方・方法

　急性期の重症患者を対象に治療を行っている救急・集中治療においては、患者背景にかかわりなく救命のために最善の治療や措置を行っている。しかし、そのような中で適切な治療を尽くしても救命の見込みがないと思われる状況に至ることがある。その際の医療スタッフの対応は、患者の意思に沿った選択をすること、患者の意思が不明な場合は患者にとって最善と考えられる選択を優先することが望ましいが、それらを考える道筋は明確に示されていない。

　このような救急・集中治療における終末期医療に関する問題を解決するために、日本救急医学会、日本集中治療医学会、および日本循環器学会は、救急・集中治療における終末期の定義を示し、その定義を考慮したうえで患者、患者家族などや医療スタッフによるその後の対応についての判断を支援する必要があると考え、「救急・集中治療における終末期医療に関するガイドライン〜3学会からの提言〜」（以下、ガイドラインという）を作成した。

　患者が救急・集中治療の終末期であるという判断やその後の対応は主治医個人ではなく、主治医を含む複数の医師（複数科であることが望ましい）と看護師らとからなる医療チーム（以下、「医療チーム」という）の総意であることが重要である。そして、悲嘆にくれる家族らの気持ちを汲み、終末期に対する家族らの理解が深まるように対応することが求められる。

　一方、患者や家族らの意思は揺れ動くことがまれではないため、その変化に適切かつ真摯に対応することも求められる。医療チームで判断ができない場合には、施設倫理委員会（臨床倫理委員会など）にて、判断の妥当性を検討することも勧められる。

　本ガイドラインは三学会の合意のもとに救急・集中治療における終末期の判断やその後の対応について、考える道筋を示したものである。したがって、

本ガイドラインの使用を強制するものではなく、どのように使用するかは各施設の選択に委ねられている。

1. 救急・集中治療における終末期の定義とその判断
1) 終末期の定義
　「救急・集中治療における終末期」とは、集中治療室等で治療されている急性重症患者に対し適切な治療を尽くしても救命の見込みがないと判断される時期である。

2) 終末期の判断
　救急・集中治療における終末期には様々な状況があり、たとえば、医療チームが慎重かつ客観的に判断を行った結果として以下の(1)〜(4)のいずれかに相当する場合などである。
(1) 不可逆的な全脳機能不全(脳死診断後や脳血流停止の確認後などを含む)であると十分な時間をかけて診断された場合
(2) 生命が人工的な装置に依存し、生命維持に必須な複数の臓器が不可逆的機能不全となり、移植などの代替手段もない場合
(3) その時点で行われている治療に加えて、さらに行うべき治療方法がなく、現状の治療を継続しても近いうちに死亡することが予測される場合
(4) 回復不可能な疾病の末期、例えば悪性腫瘍の末期であることが積極的治療の開始後に判明した場合

2. 延命措置への対応
1) 終末期と判断した後の対応
　医療チームは患者、および患者の意思を良く理解している家族や関係者(以下、家族らという)に対して、患者の病状が絶対的に予後不良であり、治療を続けても救命の見込みが全くなく、これ以上の措置は患者にとって最善の治療とはならず、却って患者の尊厳を損なう可能性があることを説明し理解を得る。医療チームは患者、家族らの意思やその有無について以下のいずれであるかを判断する。

(1) 患者に意思決定能力がある、あるいは事前指示がある場合
　患者が意思決定能力を有している場合や、本人の事前指示がある場合、それを尊重することを原則とする。この場合、医療チームは患者の意思決定能

力の評価を慎重に評価する。その際、家族らに異論のないことを原則とするが、異論のある場合、医療チームは家族らの意思に配慮しつつ同意が得られるよう適切な支援を行う。
(2) 患者の意思は確認できないが推定意思がある場合
　家族らが患者の意思を推定できる場合には、その推定意思を尊重することを原則とする。
(3) 患者の意思が確認できず推定意思も確認できない場合
　患者の意思が確認できず、推定意思も確認できない場合には、家族らと十分に話し合い、患者にとって最善の治療方針をとることを基本とする。医療チームは、家族らに現在の状況を繰り返し説明し、意思の決定ができるように支援する。医療チームは家族らに総意としての意思を確認し対応する。
　①家族らが積極的な対応を希望している場合
　　家族らの意思が延命措置に積極的である場合、あらためて「患者の状態が極めて重篤で、現時点の医療水準にて行い得る最良の治療をもってしても救命が不可能であり、これ以上の延命措置は患者の尊厳を損なう可能性がある」旨を正確で平易な言葉で家族らに伝え、家族らの意思を再確認する。家族らの意思の再確認までの対応としては現在の措置を維持することを原則とする。再確認した家族らが、引き続き積極的な対応を希望する時には、医療チームは継続して状況の理解を得る努力をする。
　②家族らが延命措置の中止を希望する場合
　　家族らが延命措置の終了を希望する場合、患者にとって最善の対応をするという原則に従い家族らとの協議の結果、延命措置を減量、または終了する方法について選択する。
　③家族らが医療チームに判断を委ねる場合
　　医療チームは、患者にとって最善の対応を検討し、家族らとともに合意の形成をはかる。
(4) 本人の意思が不明で、身元不詳などの理由により家族らと接触できない場合
　延命措置中止の是非、時期や方法について、医療チームは患者にとって最善の対応となるように判断する。

2) 延命措置についての選択肢
　一連の過程において、すでに装着した生命維持装置や投与中の薬剤などへの対応として、①現在の治療を維持する（新たな治療は差し控える）、②現

在の治療を減量する(すべて減量する、または一部を減量あるいは終了する)、③現在の治療を終了する（全てを終了する）、④上記の何れかを条件付きで選択するなどが考えられる。延命措置を減量、または終了する場合の実際の対応としては、例えば以下のような選択肢がある。

(1) 人工呼吸器、ペースメーカー（植込み型除細動器の設定変更を含む）、補助循環装置などの生命維持装置を終了する
　　(注)このような方法は、短時間で心停止となることもあるため状況に応じて家族らの立会いの下に行う
(2) 血液透析などの血液浄化を終了する
(3) 人工呼吸器の設定や昇圧薬、輸液、血液製剤などの投与量など呼吸や循環の管理方法を変更する
(4) 心停止時に心肺蘇生を行わない

　上記の何れを選択する場合も、患者や家族らに十分に説明し合意を得て進める。延命措置の差し控えや減量および終了等に関する患者や家族らの意向はいつでも変更できるが、状況により後戻りできない場合があることも十分に説明する。患者の苦痛を取るなどの緩和的な措置は継続する。筋弛緩薬投与などの手段により死期を早めることは行わない。

II 医療チームの役割

　救急・集中治療に携わる医療チームは、その専門性に基づき、医療倫理に関する知識や問題対応に関する方法の修得をすることが求められるが、それらの医療チームによって患者が終末期であると判断され、その事実を告げられた家族らは、激しい衝撃を受け動揺する。このような状況においても家族らが患者にとって最善となる意思決定ができ、患者がよりよい最期を迎えるように支援することが重要である。そのために医療チームは、家族らとの信頼関係を維持しながら、家族らが患者の状況を理解できるよう情報提供を行う必要がある。また、家族の一人を喪失することに対する悲嘆が十分に表出できるように支援する。終末期の家族ケアの詳細については「集中治療における終末期患者家族へのこころのケア指針」
(http://www.jsicm.org/pdf/110606syumathu.pdf) などを参考にする。

Ⅲ 救急・集中治療における終末期医療に関する診療録記載について
1. 終末期における診療録記載の基本

　担当する医師らは基本的事項について確認し、的確、明瞭に記載する。このことによって、終末期の診療における様々な問題を把握し、終末期における良質な医療を展開することが可能になる。

　また、のちに検証を受けた際などにも、医療チームによる方針の決定、診療のプロセスなどが、医療倫理に則り妥当なものであったといえる記載に心がける。

　以上の観点から、終末期における診療録記載に当たっては、以下の事項を含むことが求められる。

1）医学的な検討とその説明
(1) 終末期であることを記載する
(2) 説明の対象となる家族らとその範囲などを記載する
(3) 上記（1）について家族らに説明した内容を記載する
(4) 上記（3）に際して家族らによる理解や受容の状況を記載する

2）患者の意思について
(1) 患者の意思、または事前意思の有無を記載する
(2) 上記（1）がないか不明な場合は、家族らによる推定意思を記載する

3）終末期への対応について
(1) 患者の意思、または事前意思の内容を記載する
(2) 家族らによる推定意思を記載する
(3) 家族らの意思を記載する
(4) 患者にとって、最善の選択肢についての検討事項を記載する
(5) 医療チームのメンバーを記載する
(6) 法律・ガイドライン・社会規範などについての検討事項を記載する

4）状況の変化とその対応について
(1) 上記1）の変更について記載する
(2) 上記2）の変更について記載する
(3) 上記3）の変更について記載する

5) 治療および方針決定のプロセスについて
(1) いわゆる5W1H（いつ、どこで、誰が、何故、何を、どのように）を記載する
(2) 以上の結果について記載する

2. 死亡退院時の記録

1) 解剖の説明に関する記載
(1) 剖検・解剖の種類について家族らへの説明を記載する
(2) 家族らからの諾否について記載する
(3) 解剖の結果などについての説明を記載する

2) 退院時要約の記載
(1) 病院の運用手順に基づいて共通の書式で記載する
(2) 主傷病名・副傷病名、手術名・処置名などに関するコード化について留意する
(3) 症例登録、臨床評価指標などについて留意する

3) 退院時に必要な文書の記載
(1) 死亡診断書または死体検案書、入院証明書、保険関連書類等を必要に応じて作成する。

平成26年11月4日

一般社団法人　日本救急医学会
一般社団法人　日本集中治療医学会
一般社団法人　日本循環器学会

終末期医療の決定プロセスに関するガイドライン

1　終末期医療及びケアの在り方

①医師等の医療従事者から適切な情報の提供と説明がなされ、それに基づいて患者が医療従事者と話し合いを行い、患者本人による決定を基本としたうえで、終末期医療を進めることが最も重要な原則である。

②終末期医療における医療行為の開始・不開始、医療内容の変更、医療行為の中止等は、多専門職種の医療従事者から構成される医療・ケアチームによって、医学的妥当性と適切性を基に慎重に判断すべきである。

③医療・ケアチームにより可能な限り疼痛やその他の不快な症状を十分に緩和し、患者・家族の精神的・社会的な援助も含めた総合的な医療及びケアを行うことが必要である。

④生命を短縮させる意図をもつ積極的安楽死は、本ガイドラインでは対象としない。

2　終末期医療及びケアの方針の決定手続

終末期医療及びケアの方針決定は次によるものとする。

(1) 患者の意思の確認ができる場合

①専門的な医学的検討を踏まえたうえでインフォームド・コンセントに基づく患者の意思決定を基本とし、多専門職種の医療従事者から構成される医療・ケアチームとして行う。

②治療方針の決定に際し、患者と医療従事者とが十分な話し合いを行い、患者が意思決定を行い、その合意内容を文書にまとめておくものとする。

　上記の場合は、時間の経過、病状の変化、医学的評価の変更に応じて、また患者の意思が変化するものであることに留意して、その都度説明し患者の意思の再確認を行うことが必要である。

③このプロセスにおいて、患者が拒まない限り、決定内容を家族にも知らせることが望ましい。

(2) 患者の意思の確認ができない場合

　患者の意思確認ができない場合には、次のような手順により、医療・ケアチームの中で慎重な判断を行う必要がある。

①家族が患者の意思を推定できる場合には、その推定意思を尊重し、患

者にとっての最善の治療方針をとることを基本とする。
　②家族が患者の意思を推定できない場合には、患者にとって何が最善であるかについて家族と十分に話し合い、患者にとっての最善の治療方針をとることを基本とする。
　③家族がいない場合及び家族が判断を医療・ケアチームに委ねる場合には、患者にとっての最善の治療方針をとることを基本とする。

(3) 複数の専門家からなる委員会の設置
　　上記（1）及び（2）の場合において、治療方針の決定に際し、
　・医療・ケアチームの中で病態等により医療内容の決定が困難な場合
　・患者と医療従事者との話し合いの中で、妥当で適切な医療内容についての合意が得られない場合
　・家族の中で意見がまとまらない場合や、医療従事者との話し合いの中で、妥当で適切な医療内容についての合意が得られない場合
　　等については、複数の専門家からなる委員会を別途設置し、治療方針等についての検討及び助言を行うことが必要である。

平成19年5月

厚生労働省

救急・集中治療における
臨床倫理　　　　　　　　　　　　　　＜検印省略＞

2016年2月5日　第1版第1刷発行

定価（本体2,900円＋税）

　　　　　　編集者　前　田　正　一
　　　　　　　　　　氏　家　良　人
　　　　　　発行者　今　井　　　良
　　　　　　発行所　克誠堂出版株式会社
　　　　　　〒113-0033　東京都文京区本郷3-23-5-202
　　　　　　電話（03）3811-0995　振替00180-0-196804
　　　　　　URL　http://www.kokuseido.co.jp

ISBN978-4-7719-0454-5　C3047　¥2900E　印刷　新協印刷株式会社
Printed in Japan ©Shoichi MAEDA, Yoshihito UJIKE, 2016

・本書の複製権・翻訳権・上映権・譲渡権・公衆送信権（送信可能化権を含む）は克誠堂出版株式会社が保有します。
・本書を無断で複製する行為（複写，スキャン，デジタルデータ化など）は，「私的使用のための複製」など著作権法上の限られた例外を除き禁じられています。大学，病院，診療所，企業などにおいて，業務上使用する目的（診療，研究活動を含む）で上記の行為を行うことは，その使用範囲が内部的であっても，私的使用には該当せず，違法です。また私的使用に該当する場合であっても，代行業者等の第三者に依頼して上記の行為を行うことは違法となります。

・ JCOPY ＜（社）出版者著作権管理機構　委託出版物＞
　本書の無断複写は著作権法上での例外を除き禁じられています。複写される場合は，そのつど事前に（社）出版者著作権管理機構（電話03-3513-6969，Fax 03-3513-6979, e-mail : info@jcopy.or.jp）の許諾を得てください。